全国高等医学教育课程创新
"十三五"规划教材

供临床、预防、基础、口腔、麻醉、影像、药学、检验、护理、法医、生物工程等专业使用

形态学实验

（病理学分册）

U0362801

主　编　赵建龙　李晓勇

副主编　刘立新　姜文霞　张　玲　吕小元

编　者　（以姓氏笔画排序）

马玮玮　河西学院

吉巧红　河南科技大学

吕小元　邵阳学院

朱晓松　云南中医学院

刘立新　首都医科大学燕京医学院

刘献军　邵阳学院

李晓勇　湖北理工学院

张　玲　沈阳医学院

张丹丹　首都医科大学燕京医学院

张朝晖　河南科技大学

林　瑶　福建中医药大学

赵　莉　河西学院

赵建龙　河南科技大学

姜文霞　同济大学

黄　丽　邵阳学院

华中科技大学出版社
http://www.hustp.com
中国·武汉

内 容 提 要

本书是全国高等医学教育课程创新"十三五"规划教材。

本书主要内容包括绪论、15个实验和3个附录。每个实验包括目的要求、标本观察（大体标本和组织切片）、临床病理讨论、思考与提高、最新进展。本书中编排丰富的大体标本和组织切片图片。

本书可供临床、预防、基础、口腔、麻醉、影像、药学、检验、护理、法医、生物工程等专业使用。

图书在版编目(CIP)数据

形态学实验.病理学分册/赵建龙，李晓勇主编.—武汉：华中科技大学出版社，2018.8 (2024.12 重印)

全国高等医学教育课程创新"十三五"规划教材

ISBN 978-7-5680-4261-1

Ⅰ.①形… Ⅱ.①赵… ②李… Ⅲ.①人体形态学-实验-医学院校-教材 Ⅳ.①R32-33

中国版本图书馆 CIP 数据核字(2018)第 189586 号

形态学实验(病理学分册)　　　　　　　　　　　　　　　　　　赵建龙　李晓勇　主编
Xingtaixue Shiyan(Binglixue Fence)

策划编辑：陆修文
责任编辑：张　琴
封面设计：原色设计
责任校对：李　琴
责任监印：周治超
出版发行：华中科技大学出版社(中国·武汉)　　　　电话：(027)81321913
　　　　　武汉市东湖新技术开发区华工科技园　　　　邮编：430223
录　　排：华中科技大学惠友文印中心
印　　刷：武汉科源印刷设计有限公司
开　　本：880mm×1230mm　1/16
印　　张：12
字　　数：333千字
版　　次：2024 年12月第 1 版第 4 次印刷
定　　价：58.00元

全国高等医学教育课程创新"十三五"规划教材
编委会

网络增值服务使用说明

欢迎使用华中科技大学出版社医学资源服务网yixue.hustp.com

1.教师使用流程

（1）登录网址：http://yixue.hustp.com （注册时请选择教师用户）

注册 ▷ 登录 ▷ 完善个人信息 ▷ 等待审核

（2）审核通过后，您可以在网站使用以下功能：

管理学生

建立课程　　　　　　布置作业

下载教学　　　　　　　　　　查询学生学习
资源　　　　　教师　　　　　记录等

2.学员使用流程

建议学员在PC端完成注册、登录、完善个人信息的操作。

（1）PC端学员操作步骤

①登录网址：http://yixue.hustp.com （注册时请选择普通用户）

注册 ▷ 登录 ▷ 完善个人信息

② 查看课程资源

如有学习码，请在个人中心-学习码验证中先验证，再进行操作。

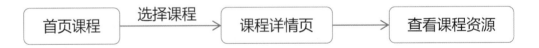

首页课程 ──选择课程──> 课程详情页 ──> 查看课程资源

（2）手机端扫码操作步骤

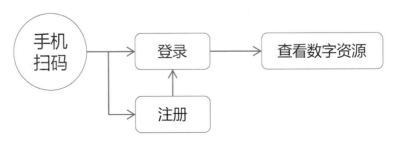

手机扫码 ──> 登录 ──> 查看数字资源
手机扫码 ──> 注册 ──> 登录

总序

Zongxu

《国务院办公厅关于深化医教协同进一步推进医学教育改革与发展的意见》指出："医教协同推进医学教育改革与发展,加强医学人才培养,是提高医疗卫生服务水平的基础工程,是深化医药卫生体制改革的重要任务,是推进健康中国建设的重要保障""始终坚持把医学教育和人才培养摆在卫生与健康事业优先发展的战略地位。"我国把质量提升作为本科教育改革发展的核心任务,发布落实了一系列政策,有效促进了本科教育质量的持续提升。而健康中国战略的不断推进,加大了对卫生人才培养支持力度。尤其在遵循医学人才成长规律的基础上,要求不断提高医学青年人才的创新能力和实践能力。

为了更好地适应新形势下人才培养的需求,按照《国务院办公厅关于深化医教协同进一步推进医学教育改革与发展的意见》《国家中长期教育改革和发展规划纲要(2010—2020 年)》《国家中长期人才发展规划纲要(2010—2020 年)》等文件精神要求,进一步出版高质量教材,加强教材建设,充分发挥教材在提高人才培养质量中的基础性作用,培养医学人才。在认真、细致调研的基础上,在教育部相关医学专业专家和部分示范院校领导的指导下,我们组织了全国 50 多所高等医药院校的近 200 位老师编写了这套全国高等医学教育课程创新"十三五"规划教材,并得到了参编院校的大力支持。

本套教材充分反映了各院校的教学改革成果和研究成果,教材编写体系和内容均有所创新,在编写过程中重点突出以下特点:

(1)教材定位准确,突出实用、适用、够用和创新的"三用一新"的特点。

(2)教材内容反映最新教学和临床要求,紧密联系最新的教学大纲、临床执业医师资格考试的要求,整合和优化课程体系和内容,贴近岗位的实际需要。

(3)以强化医学生职业道德、医学人文素养教育和临床实践能力培养为核心,推进医学基础课程与临床课程相结合,转变重理论而轻临床实践、重医学而轻职业道德和人文素养的传统观念,注重培养学生临床思维能力和临床实践操作能力。

(4)问题式学习(PBL)与临床案例进行结合,通过案例与提问激发学生学习的热情,以学生为中心,利于学生主动学习。

本套教材得到了专家和领导的大力支持与高度关注,我们衷心希望这套教材能在相关课程的教学中发挥积极作用,并得到读者的青睐。我们也相信这套教材在使用过程中,通过教学实践的检验和实际问题的解决,能不断得到改进、完善和提高。

全国高等医学教育课程创新"十三五"规划教材
编写委员会

前言

Qianyan

　　《形态学实验(病理学分册)》是全国高等医学教育课程创新"十三五"规划教材,是在编写委员会的组织、指导下,由全国9所高校的15位教学经验丰富的老师参与编写完成。

　　本实验教材的特色在于积极响应国家"医教协同"医学教育改革和"创新创业"教育改革的整体思路,结合病理学的学科特点,突出病理学形态学特征和作为基础医学与临床医学"桥梁学科"的学科地位,紧密结合学科的前沿成果,安排教材内容,为学生课上和课下学习病理学提供参考。

　　教材主要内容包括15个实验的教学内容、附录和绪论。各个学校可以根据自己的教学大纲要求安排实验。每个实验包括目的要求、标本观察(大体标本和组织切片)、临床病理讨论、思考与提高、最新进展,既突出病理形态变化,又强化临床病理联系,并新增了针对实验内容的思考与提高和相关内容的最新进展。

　　教材中选用的大体标本和组织切片图片极大地丰富了教材内容,使学生学习时更加直观,能够激发学生的学习兴趣,并能弥补各学校标本的不足,从而实现教学资源共享。

　　本教材的编写工作在所有参编人员的共同努力下和在华中科技大学出版社的帮助下如期完成。对各位参编人员的高度责任感、团结协作和精益求精的工作态度表示最衷心的感谢和最诚挚的敬意。

　　由于编者的编写经验和水平有限,书中难免仍有疏漏或错误之处,敬请各位读者和同道斧正。

赵建龙

目录

Mulu

绪 论

第一节　病理学实验内容与意义

一、实验内容

（1）大体标本（模型）观察。

（2）组织切片观察。

（3）临床病理讨论。

（4）观看电子课件、视频等。

二、实验意义

病理学是重要的医学基础课之一，主要研究疾病的病因、发生机制和疾病发展过程中病理形态学变化规律。病理学实验包括大体标本（模型）、组织切片、资料等的观察，视频影像的观看和临床病理讨论等内容。通过实验标本的观察，能验证和加深对理论知识的理解，同时又能巩固理论知识；通过临床病理讨论，使病理学理论知识与临床知识结合，同时也达到早期接触临床的教学目的。

第二节　病理学实验方法

一、实验标本的观察

（一）大体标本的观察

观察大体标本（模型）应按以下顺序进行：

（1）总的方法是由外而内，由表及里，由面到点，先表面后切面。

（2）首先确定所观察的标本为何种器官或组织，以及主要观察的病变。

（3）观察脏器的大小、形状、重量。大小常以长（cm）×宽（cm）×厚（cm）表示（或借助一些日常生活中常见的实物来描述和形容）；观察器官或组织的形状有无改变；重量用 g 或 kg 表示。

（4）观察器官或组织表面和切面的情况，如颜色、光滑度、质地等，有无病灶（或疑似病灶）。

（5）观察病灶的情况，如病灶的位置、数目、大小、分布（弥漫或单个）；观察病灶与周围组织的关系，如病灶境界是否清楚，病灶有无压迫、破坏周围组织等；空腔脏器要注意观察其内腔是否扩大、狭窄或阻塞；观察腔壁是否增厚或变薄，腔内是否有内容物及内容物的性状。

注意：实验课上所观察的大体标本，一般都是用10%福尔马林固定（具有杀死微生物及使

NOTE

蛋白质凝固的作用)保存的标本,其大小、颜色、硬度与新鲜标本有所不同,通常标本体积缩小、质地变硬、颜色变浅或变灰,标本中的出血区和凝血块变为黑色,含铁血黄素呈棕色,胆色素呈绿色。

(二) 组织切片的观察

观察组织切片应按下列顺序进行:

(1) 总的方法是:先肉眼后镜下,先低倍后高倍,先全面后重点,先轮廓再细节。

(2) 先用肉眼观察组织切片的形状、颜色,并初步确定病变所在的大致具体位置。

(3) 使用显微镜下观察时应注意切勿将切片放反,一定要将盖玻片面向上,载玻片面在下,以免将玻片压碎;使用低倍镜观察是光镜观察的主要方法,视野较宽,可以洞察全局,了解组织结构的整体改变;使用高倍镜观察主要用于观察组织和细胞的微细结构和形态变化。

(4) 切忌一开始观察即用高倍镜,从而不能观察和掌握病变的全貌。

二、主要脏器病理标本的观察方法

(一) 心脏

1. 肉眼观察

(1) 注意观察心脏的大小(正常成人心脏约如死者的拳头大小)、重量(正常成人心脏:男性 250~270 g,女性 240~260 g)、形状。

(2) 注意心壁三层结构的改变:由内向外依次观察心内膜、心肌及心外膜的颜色、厚度、硬度及光滑度等(正常成人,左心室壁厚 0.8~1.0 cm,右心室壁厚 0.2~0.4 cm,左、右心房壁厚 0.1~0.2 cm)。是否有异常改变,如瘢痕、梗死灶、出血、渗出等。心瓣膜及瓣膜口的情况,如瓣膜的厚度、光滑度、周径的大小(正常瓣膜周径:三尖瓣 10~12.5 cm,二尖瓣 8~10.5 cm,肺动脉瓣 6~7.8 cm,主动脉瓣 6~7.5 cm),是否有赘生物、溃疡等改变;腱索的长短、粗细及乳头肌的粗细等,冠状动脉的改变。

(3) 还要注意检查各心腔的大小。

2. 显微镜观察

(1) 按心内膜、心肌及心外膜逐层观察。

(2) 心内膜(包括心瓣膜)的观察:应注意有无增厚、纤维化,是否有赘生物、血栓附着,有无炎症细胞浸润和渗出。

(3) 心肌的观察:应注意心肌纤维横纹是否清楚,有无变性、坏死等改变;心肌间质血管有无充血、出血,间质内有无水肿、炎症细胞浸润或渗出;异常细胞增生、结节等与正常组织不一致的地方。

(4) 心外膜的观察:应注意表面有无渗出物附着,有无机化增厚,有无出血,冠状动脉有无硬化等病变。

(二) 肝脏

1. 肉眼观察 应注意肝脏的大小(正常成人肝的大小为 25 cm×15 cm×12.7 cm)、重量(正常成人肝重 1300~1500 g)、颜色(正常为红褐色)、光滑度、边缘状态,表面上有无结节,切面的颜色、质地及硬度,小叶的大小及整齐度,有无硬结或脓腔等病变及病变的分布,门静脉区及血管的改变等。

2. 显微镜观察 注意观察肝包膜的情况,最重要的是观察肝小叶的情况,包括:肝小叶的大小、形状、是否完整,肝细胞索的宽度及排列,肝细胞有无变性,毛细胆管有无扩张及内容物,中央静脉、肝窦及库普弗细胞的改变,门管区有无小胆管、血管及纤维组织增生,有无寄生虫虫卵沉积及炎症细胞浸润等。

（三）脾脏

1. 肉眼观察 应注意脾脏的大小(正常成人脾的大小为 11.5 cm×8 cm×3.5 cm)、重量(正常成人脾脏重 150～190 g)、颜色(正常为灰红色)；表面的光滑度，有无下陷或突起区域；切面观察应注意包膜的厚度，切面的颜色、硬度及是否有坏死区(应注意形状、颜色、质地等)，脾小体、脾小梁是否清楚等。

2. 显微镜观察 应注意观察脾包膜的厚薄，脾小梁的宽窄；应注意观察脾小体的大小是否发生了改变，脾小体、脾索、脾窦中有无炎症细胞浸润及炎症细胞的种类；脾脏内有无出血、坏死，脾窦的大小，脾窦内有无肿瘤细胞浸润、窦壁细胞的改变等，网织细胞与纤维组织是否增生或有无其他病变。

（四）肺

1. 肉眼观察 两肺体积的大小、重量(成人左肺 325～450 g，右肺 375～550 g)；表面的颜色、光滑度、硬度，肺尖或肺前缘情况，有无串珠状气泡，有无结节或斑块；切面观察肺组织的颜色(正常人肺的颜色：成人肺为灰红色，带有散在黑色炭末斑点，而幼儿肺为浅红色)，有无实变区或结节，硬度如何，切面上见到的病变与支气管有无关系；病变的分布状态和部位，肺动脉有无血栓，胸膜的厚度及血管、淋巴结有无异常。

2. 显微镜观察 观察胸膜的厚度，有无渗出物；肺泡壁的厚度，肺泡的大小，肺泡腔有无内容物，如有内容物是何种成分，有无炎症细胞浸润，间质及支气管、血管有无改变等。

（五）肾脏

1. 肉眼观察 肾脏的体积大小(正常成人肾的大小为 3.5 cm×5.5 cm×11.5 cm，左侧稍大于右侧)、重量(正常成人每个肾重 140～150 g)、颜色(正常为灰红色)；包膜易不易剥离，表面的光滑度，有无凹陷或突起；切面观察皮质与髓质的颜色，边缘情况，皮质厚薄，条纹清楚与否(正常人肾皮质厚 0.5～0.6 cm，条纹清楚)，皮质、髓质交界清楚与否，皮质包膜下有无坏死，弓形小动脉壁的厚度，皮质、髓质内有无脓腔等。肾盂黏膜的颜色、厚度、有无渗出物等，肾盂的大小等。

2. 显微镜观察 观察肾小球的大小，有无内皮细胞、系膜细胞、上皮细胞等增生，是否有炎症细胞浸润、纤维组织增生等，肾球囊腔内有无渗出物，球囊壁有无增生，是否有"新月体"或"环形小体"的形成；肾小管管腔、上皮细胞的大小，上皮细胞胞质及胞核的状态，管腔内容物的性质；间质有无炎症细胞浸润、纤维组织增生，血管壁厚度的改变等；肾盂黏膜是否有充血、出血、萎缩、变性、坏死、炎症细胞浸润和纤维组织增生等。

（六）血管

1. 肉眼观察 血管壁各层，特别是内膜的改变，如内膜是否有增厚、异常物质沉积，有无条纹、斑块、溃疡等，管壁的厚度，口径的大小，弹性程度，有无动脉瘤，管腔内有无血栓及异物；再观察血管的走行、分支、粗细、颜色及弹性程度。

2. 显微镜观察 观察按外膜、中膜、内膜顺序进行。观察外膜内有无炎症细胞浸润及纤维组织增生，其营养血管有无增减；中膜肌层和弹力纤维有无改变；内膜有无增厚，导致增厚的物质是什么，内膜下有无沉积物；管腔内有无异常物质存在，如发现血栓等异常物质则应观察其结构。

（七）中空器官(气管、支气管、消化管、胆囊及输卵管等)

1. 肉眼观察 腔的大小，有无扩张、狭窄或阻塞等；表面的颜色、光泽，有无结节等；切面观察管腔壁各层的厚度是否发生改变，管腔壁有无破坏、穿孔、溃疡或肿物等；腔内有无内容物，其性状如何。

2. **显微镜观察**　观察管腔壁各层的厚度,有无炎性反应、纤维结缔组织增生,有无寄生虫及组织破坏,如有炎症细胞浸润或寄生虫时,应注意位于哪一层,并区别它们的种类;观察黏膜面有无渗出、坏死、出血及溃疡等,浆膜面有无渗出物。

(八)淋巴结(腹腔、肠系膜、支气管旁、纵隔障、颈部等)

1. **肉眼观察**　淋巴结的数量、大小;淋巴结是否肿大、粘连、融合;淋巴结表面的颜色与硬度;切面的颜色,有无坏死或结节,有无白色钙化点或色素沉着等。

2. **显微镜观察**　观察淋巴结包膜是否有增厚、炎症细胞浸润、纤维组织增生等;淋巴窦内是否有肿瘤细胞、炎症细胞浸润;淋巴滤泡的改变;淋巴细胞是否有增多、减少、形态改变等情况;淋巴管是否有扩张等改变;淋巴结内血管的情况。

(九)子宫

1. **肉眼观察**　子宫的大小,表面有无结节,宫颈口直径,是否有糜烂、息肉、囊肿以及肿物形成,肌壁及内膜的厚薄,宫腔的大小及其内容物;切面有无肿块、出血点或囊肿等。

2. **显微镜观察**　观察子宫各层的改变尤其是肌层(如肌细胞的大小、间质有无炎症细胞浸润、有无肿瘤组织及子宫内膜组织等)和子宫内膜的变化。

(十)脑

1. **肉眼观察**　脑表面颜色,脑回的宽窄,脑沟的深浅,蛛网膜下腔有无出血、渗出物,渗出物的性质、颜色和分布的部位;切面观察有无肿块、坏死、出血等;脑室的大小,有无渗出物、出血或阻塞等;脑血管壁及管腔的改变。

2. **显微镜观察**　观察软脑膜、蛛网膜下腔有无充血、出血、渗出及炎症细胞浸润,脑实质有无坏死、出血、神经胶质细胞增生、神经细胞变性或坏死,血管周围有无炎症细胞浸润等。

三、临床病理讨论

(一)临床病理讨论的意义

通过临床病理讨论,可以促进学生早期接触临床知识,培养和锻炼学生综合运用知识的能力、辩证思考的能力、分析和解决问题的能力、基础与临床相结合的能力和组织与沟通的能力,增强学生团队协作意识、创新意识,拓展学生获取知识的途径,提高学生的综合素质。

(二)临床病理讨论的方法

(1)指导教师选择典型病例,提出需讨论的重点问题。

(2)学生应按照分组,有针对性地在课前做好准备,查找资料,拟好发言提纲。

(3)指导教师提前做好备课。

(4)讨论中,以学生发言和讨论为主,最后由指导教师进行点评和总结。

(5)课后学生应根据讨论结果认真完成临床病理讨论分析报告。

(三)临床病理讨论的要领

1. **讨论时要遵循实事求是的原则**　以临床病例实际情况为依据,全面综合,深入分析,实事求是地对待讨论所提供的临床资料。

2. **一般采用鉴别法**　先把临床表现(包括症状和体征)的主要内容提出来,即所谓的临床表现特点,然后根据这些特点,提出一些可能的疾病或病变,作为鉴别对象,进行逐一甄别,逐一排除可能性较小的疾病或病变,减少误诊的机会。

3. **注意发现疾病的特殊病征**　所谓特殊病征是指仅见于某种疾病不见于其他疾病的临床表现。特殊病征的发现对疾病的诊断价值很大,有时对确诊能起决定作用,但特殊病征必须和临床密切结合,如该特殊病征所提示的疾病,不能解释患者全部主要症状时,尚需考虑同时存在两种或多种疾病的可能。

4. **不要忽视某些重要的阴性所见**　阴性所见对否定某些疾病、缩小鉴别诊断范围有较大帮助。

5. **疾病的临床表现尽量用"一元论"解释**　就是尽量用一个疾病去解释多种临床表现,不管患者的病情多么复杂,如果能用一个疾病解释,就不要用两个或多个疾病解释,这样就可以减少误诊,是诊断疾病时应遵循的基本原则。

6. **参加讨论的同学应积极发言**　敢于大胆地提出自己对诊治的看法,特别是不同的意见;作为指导教师,要鼓励同学们大胆发言,并引导学生如何辩证思考、提出问题,调动同学们思考与讨论的积极性。

第三节　病理学实验报告

实验报告是按照实验的目的要求,根据指导教师指定的标本或实验内容所进行的病理实验课堂作业,它能够锻炼学生对组织结构和病变的观察、描述、绘图、诊断及分析的辩证思考能力,并培养学生严谨的科学态度和严肃认真的工作作风,必须认真完成。

实验报告要求页面整洁,字体端正,文字通顺、简练、准确,绘图力求逼真、客观,突出病变特点,并逐步训练综合不同视野所见组织结构和病变的能力。

一、绘图

绘图是学习病理形态学的主要方法之一。它是在仔细观察的基础上,对主要形态特征加以形象化的方法,通过绘图,可以锻炼学生的形象化思维,加深学生对理论知识的理解和记忆,并可以锻炼学生的动手能力。

首先仔细观察病变的镜下表现,找出比较典型的区域,然后用铅笔淡淡勾出轮廓(注意各种成分的位置、比例和关系等)。对草图满意后,再用红、蓝铅笔分别画出细胞质、间质和细胞核等。落笔由轻到重,色彩由浅入深。绘图要有边框(圆形框或方形框)和图标。图中主要结构和病变,用平行线从图中向右侧拉出,并用文字注明。放大倍数为目镜与物镜倍数相乘,如:目镜为×10倍,物镜为×40倍,则放大倍数为×400倍。应注意以下几点:

(1)客观、如实地描绘镜下所见。

(2)在全面观察的基础上,应突出重点和主要形态特征,注意细胞和组织之间的大小比例关系,防止失去准确性和真实性。

(3)图面应保持清晰、整洁,必要时可以加注图示、标注。

二、描述

对于镜下结构的描述一定要真实,不可臆造,也不能照抄书本,要语言精练,层次分明,重点突出。按照重点病变的描述法,对于能够支持诊断的特殊性病变特征和重点病变加以重点描述,与病变关系不大的方面放在次要地位。

三、病理诊断

通过对组织切片的全面观察分析,最终得出病理诊断。病理诊断格式:器官或组织名称＋病理变化,如脾细小动脉硬化、支气管鳞状上皮化生等。

四、临床病理讨论

按照相应实验内容给出的病例，在课堂充分讨论的基础上，针对具体病例提出的问题，进行逐一分析回答。

第四节　病理学实验须知

（1）遵守课堂纪律，准时到达实验室；文明礼貌，穿戴整齐。

（2）实验前仔细阅读实验指导，复习有关理论，了解实验目的与要求，查阅相关资料，做好实验前的准备工作。

（3）课堂上应严肃认真，专心实验；维护实验秩序，保持室内安静，不得嬉戏喧哗，乱换座位。

（4）爱护公物，小心使用显微镜、计算机等实验教学仪器和设备；不得随意损坏教学标本（大体标本和组织切片），如有损坏，应及时报告任课教师，并根据具体情况，按照规定进行赔偿。

（5）遵守实验室其他各项管理规章和制度。

（6）实行卫生值日制，保持实验室整洁，注意安全，做到人走断电、断水，关好门窗。

（赵建龙）

实验一　细胞、组织的适应与损伤

一、目的要求

（1）掌握萎缩、肥大、增生、化生的概念、类型及病理变化。
（2）掌握变性的概念及细胞水肿、脂肪变性、玻璃样变性的好发部位、病变特点。
（3）掌握坏死的基本病变、分类、每种类型的病变特点及坏死的结局。

二、实验内容

（一）大体标本观察

1. 肾盂积水（hydronephrosis）（肾压迫性萎缩）　肾脏体积明显增大，表面可见多个隆起的囊泡；切面可见肾盂、肾盏高度扩张形成多个大小不等的囊腔，肾皮质明显变薄，皮、髓质分界不清（图 1-1）。

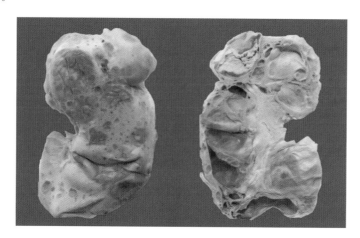

图 1-1　肾压迫性萎缩

2. 脑萎缩（brain atrophy）　标本取自一先天性脑积水的患儿。两侧大脑半球因积水而发生压迫性萎缩，仅留下环状的脑组织贴附于大脑镰上，脑室腔与大脑顶部蛛网膜下腔穿通，表面脑回变窄，脑沟变深、变宽（图 1-2）。

3. 心脏萎缩（atrophy of heart）　心脏体积缩小，重量减轻，心尖变锐，颜色加深，心室壁变薄，心脏表面的冠状动脉呈现蛇形弯曲（图 1-3）。

4. 前列腺增生（hyperplasia of prostate gland）　前列腺体积明显增大，重量增加，表面不光滑，呈结节状。切面可见呈编织状排列的灰白色的条索状组织，其间有许多小的囊腔形成。尿道受压出现狭窄，甚至闭塞（图 1-4）。

5. 肾水肿（renal edema）　肾脏体积增大，重量增加，外形尚存，表面光滑，颜色苍白，混浊无光泽。切面：皮质增宽，皮、髓质界限尚清（图 1-5）。

6. 肝脂肪变性（fatty degeneration of liver）　肝脏表面光滑，切面与表面呈淡黄色，质软，边缘钝，切面有油腻感。（此标本为先固定后切开制作而成，因此肝脏体积增大，被膜紧张等病变特征不明显）（图 1-6）。

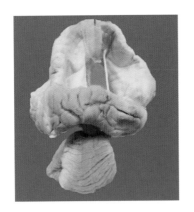

图1-2 脑萎缩

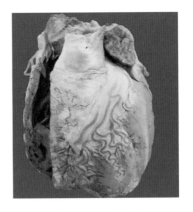

图1-3 心脏萎缩

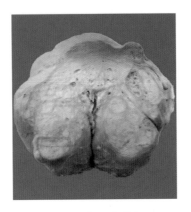

图1-4 前列腺增生

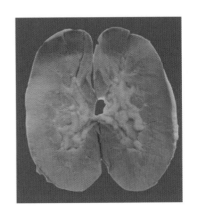

图1-5 肾水肿

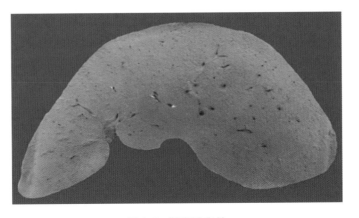

图1-6 肝脂肪变性

    7. 脾凝固性坏死(coagulative necrosis of spleen)　　脾外形完整,表面较光滑,切面可见坏死灶,呈扇形或三角形,灰白色,干燥,质实,界限清楚,周围可见由于炎症反应而形成的暗红色的充血出血带(图1-7)。

    8. 肾结核(tuberculosis of kidney)(干酪样坏死)　　肾脏切面皮、髓质分界不清,有多个大小不等的空洞形成,洞壁粗糙,附着有淡黄色、质地细腻、状似干奶酪样的坏死物质,即为肾结核形成的干酪样坏死。干酪样坏死物液化后经输尿管随尿液排出体外,在肾脏局部留下的空腔即为空洞。肾盂黏膜因受病变侵犯而表面粗糙不平(图1-8)。

    9. 肺结核空洞形成(cavity formation of pulmonary tuberculosis)　　在肺脏切面可见一个空洞,洞壁较厚,内壁上附着的淡黄色的物质即为干酪样坏死物(图1-9)。

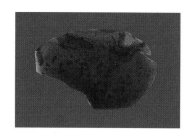

图 1-7 脾凝固性坏死

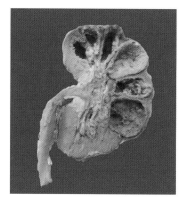

图 1-8 肾结核(干酪样坏死)

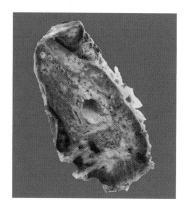

图 1-9 肺结核空洞形成

(二)组织切片观察

1. 睾丸萎缩

(1)低倍镜:生精小管管壁普遍变薄,管腔内生精细胞数量明显减少。间质结缔组织增生,小管之间的间隙增宽,睾丸被膜因纤维组织增生而变厚(图 1-10)。

(2)高倍镜:生精小管管壁上的复层生精上皮细胞数量明显减少,腔内很少见到成熟的精子细胞,管壁上残存的多数为胞质呈网状的支持细胞(图 1-11)。

(3)诊断要点:生精上皮细胞数量明显减少,间质结缔组织增生。

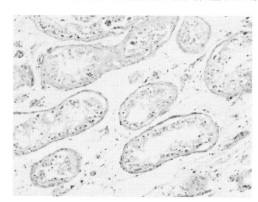

图 1-10 睾丸萎缩(低倍镜)

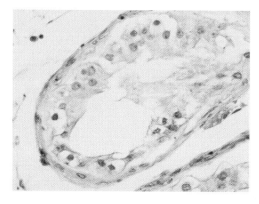

图 1-11 睾丸萎缩(高倍镜)

2. 前列腺增生

(1)低倍镜:前列腺腺体、平滑肌和纤维结缔组织呈现不同程度的增生,增生的腺体散布于增生的平滑肌和纤维结缔组织中,呈岛屿状,部分腺腔高度扩张(图 1-12)。

(2)高倍镜:前列腺腺体由两层细胞构成,内层为腺泡上皮或导管上皮细胞,呈柱状;外层为基底层细胞,呈立方状或扁平状。腺上皮细胞增生形成乳头状突起,突入腺腔,有些腺腔内可见分泌物浓缩形成的淀粉样小体(图 1-13)。

(3)诊断要点:前列腺腺体、平滑肌和纤维结缔组织增生,腺体数目增多,细胞分化好。

3. 肾细胞水肿

(1)低倍镜:病变主要位于肾皮质中的近曲小管,水肿严重部位染色浅淡,近曲小管上皮细胞体积增大,突入管腔内,导致肾小管管腔狭窄或呈不规则形,甚至完全闭塞消失(图 1-14)。

(2)高倍镜:近曲小管上皮细胞明显肿胀,胞质淡染,细胞之间界限模糊不清,胞质内充满均匀微细的红染颗粒,细胞核结构清晰,无明显改变(图 1-15)。

(3)诊断要点:肾近曲小管上皮细胞体积增大,胞质内充满均匀红染的细小颗粒。

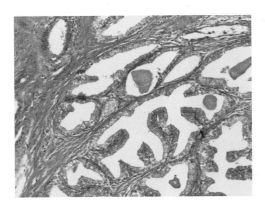

图 1-12　前列腺增生(低倍镜)

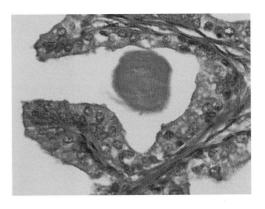

图 1-13　前列腺增生(高倍镜)

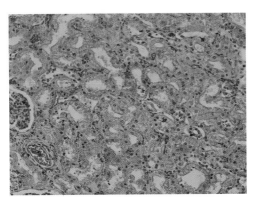

图 1-14　肾细胞水肿(低倍镜)

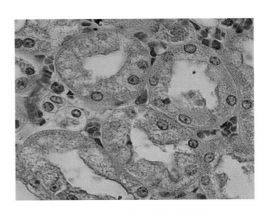

图 1-15　肾细胞水肿(高倍镜)

4. 肝细胞水肿

(1) 低倍镜:大部分肝细胞体积增大,肝细胞索增宽,肝血窦受压变窄或者完全消失(图 1-16)。

(2) 高倍镜:肝细胞胞质内充满均质红染的细小颗粒,部分肝细胞明显肿胀,胞质疏松呈网状、半透明,即为胞质疏松化。甚至有些细胞胞质完全透明,体积增大到原来的 2～3 倍,呈气球样变(图 1-17)。

(3) 诊断要点:肝细胞内充满均质红染的细小颗粒,部分肝细胞胞质疏松呈网状或气球样变。

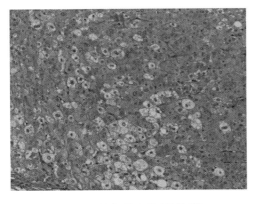

图 1-16　肝细胞水肿(低倍镜)

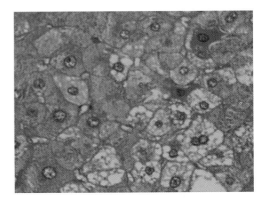

图 1-17　肝细胞水肿(高倍镜)

5. 肝细胞脂肪变性

（1）低倍镜：肝小叶结构尚清，肝细胞体积增大，肝血窦变窄，肝细胞内可见大小不等的球形空泡（图1-18）。

（2）高倍镜：肝细胞内可见大小不等的圆形空泡（脂滴），界限清楚，有时小空泡相互融合形成大空泡，将细胞核挤向细胞一侧，似脂肪细胞（图1-19）。

（3）诊断要点：肝细胞胞质中出现大小不等的球形空泡。

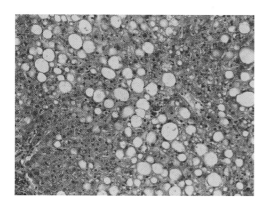

图 1-18　肝细胞脂肪变性（低倍镜）

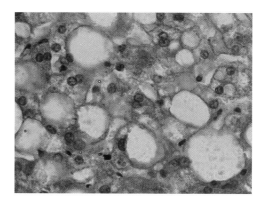

图 1-19　肝细胞脂肪变性（高倍镜）

6. 脾小体中央动脉玻璃样变性

（1）低倍镜：脾小体中央动脉（细动脉）管壁增厚，管腔狭窄，甚至闭塞（图1-20）。

（2）高倍镜：脾小体中央动脉内皮下可见均质、红染、半透明的玻璃样物质沉积（图1-21）。

（3）诊断要点：脾小体中央动脉（细动脉）管壁见均质、红染的玻璃样物质的沉积，致管腔狭窄。

图 1-20　脾小体中央动脉玻璃样变性（低倍镜）

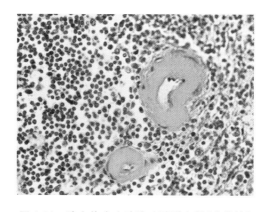

图 1-21　脾小体中央动脉玻璃样变性（高倍镜）

7. 淋巴结结核（干酪样坏死）

（1）低倍镜：淋巴结正常结构大部分被破坏，可见大片红染、模糊的坏死组织，周围有纤维组织增生（图1-22）。

（2）高倍镜：坏死组织呈红染、无结构的颗粒状物质，坏死组织分解彻底，不见原有组织轮廓，区别于一般凝固性坏死（图1-23）。

（3）诊断要点：干酪样坏死物呈红染、无结构的颗粒状物质。

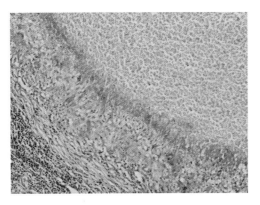

图1-22 淋巴结结核(干酪样坏死)(低倍镜)

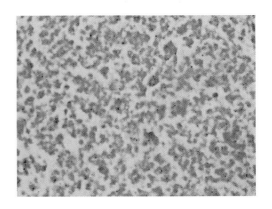

图1-23 淋巴结结核(干酪样坏死)(高倍镜)

三、临床病理讨论

病例 1-1

病例 1-1

【病史摘要】

王某,男,65岁。以"发热一周,反复咳嗽、咳痰25年"入院。患者有长期大量吸烟史。自25年前起,每逢冬春季常咳嗽,咳少量灰白色黏液痰,诊断为"慢性支气管炎"。病情反复,咳嗽、咳痰逐渐加重,有时为黄色黏稠脓性痰,不易排出。3年前劳动后常感心悸、呼吸困难。2年前开始出现双下肢凹陷性水肿。1周前受凉后发热,咳嗽加重,咳脓痰,呼吸困难加剧,不能平卧,急诊入院。临床诊断:肺部感染,慢性肺源性心脏病(心力衰竭)。入院后第3天,患者突然出现抽搐、神志不清,心率增至180次/分,抢救无效死亡。

病理检查:

(1)呼吸道:各级支气管均受病变累及,但以细支气管最为严重。主要变化是黏膜上皮纤毛发生粘连、倒伏或脱落,上皮细胞变性、坏死,部分区域的黏膜上皮被鳞状上皮取代;黏液腺体增多并肥大,分泌亢进;管壁上平滑肌细胞数量减少,纤维结缔组织增生,淋巴细胞和中性粒细胞浸润。

(2)心脏:右心室体积明显增大,室壁肥厚,乳头肌和肉柱增粗。镜下可见心肌细胞体积增大,核大且深染。

(3)脑:脑组织体积缩小,重量减轻,脑回变窄,脑沟深且宽,镜下可见神经细胞体积缩小,数量也明显减少。

【讨论题】

患者哪些器官出现了适应性反应?试述其病变的发生、发展过程。

病例 1-2

病例 1-2

【病史摘要】

患者,男,60岁,以"排尿困难半年,突然不能排尿2天"入院。患者从半年前开始出现排尿无力,尿线变细,尿流缓慢,尿后滴沥,甚至出现充盈性尿失禁。在排尿过程中常需加腹压帮助排尿。在受凉、劳累、过度饮酒时加重。

直肠指诊:前列腺约5 cm大小,表面光滑、质韧,无压痛及粘连,正中沟消失。

超声检查:前列腺均匀对称性增大。被膜完整,边缘清楚,内部回声均匀减低或稍强,且有高回声钙化影。

入院后行前列腺切除术。肉眼观察,前列腺体积明显增大,达正常的 2～4 倍,呈灰白或淡黄色,切面可见筛孔状小腔,有乳白色分泌物溢出。镜下可见前列腺内平滑肌、纤维组织、腺体呈现不同程度的增生。

【讨论题】

根据以上病史摘要,请给出病理学诊断,并解释患者排尿困难的原因。

四、思考与提高

1. 以心肌褐色萎缩为例,说明萎缩时的病变特征。

2. 简述玻璃样变性的类型,并各举一例。

3. 请列表比较干性坏疽、湿性坏疽。

4. 患者,男,患高血压病 30 余年。尸检见:左、右冠状动脉粥样硬化,左支尤为明显。左心室壁明显增厚,有不规则地图状灰白色病灶。镜下观大片心肌细胞核消失,胞质红染;病灶周围部分心肌细胞体积增大,核大且深染;部分心肌细胞体积缩小,细胞核周围有棕褐色颗粒样物质;心肌间质中脂肪组织丰富,由心外膜伸入至心肌细胞间。脾小体中央动脉和肾入球小动脉管壁上有均质粉染的半透明物质的沉积,导致管壁增厚、管腔狭窄。请问:该患者心脏、脾脏和肾脏发生了哪些病理变化?

5. 患者,女,60 岁,5 年前诊断为脑动脉粥样硬化。4 天前发现右侧上、下肢麻木,活动不自如。1 天前右侧上、下肢麻痹,无法活动。临床诊断为脑血栓形成。请分析:该患者脑组织可能发生哪些病变? 其特点是什么? 简述脑组织病变的发生、发展过程。

五、最新进展

(一)胃黏膜肠上皮化生与胃癌

胃黏膜肠上皮化生(GIM)是指胃黏膜上皮细胞被肠型上皮细胞所取代,即胃黏膜中出现类似小肠或大肠黏膜的上皮细胞。从形态学上,GIM 的主要特点是胃黏膜中出现了分泌黏蛋白的杯状细胞。研究表明 GIM 的患者发生胃癌的风险是正常人群的 10 倍左右。GIM 的发生可能与幽门螺杆菌的感染、胆汁反流、高盐饮食以及大量吸烟等关系密切。GIM 通常分为完全型和不完全型两种类型,完全型即Ⅰ型,又称为小肠型,由成熟的吸收细胞和杯状细胞构成,后者分泌唾液黏蛋白,可能含有潘氏细胞;不完全型包括Ⅱ型和Ⅲ型,由柱状中间型细胞、不成熟的杯状细胞和极少数吸收细胞构成,根据中间型细胞分泌黏液的不同,分为分泌唾液黏蛋白及中间黏蛋白混合物的Ⅱ型和分泌黏硫蛋白的Ⅲ型。多数研究认为完全型 GIM 常见于各种良性胃病,与胃癌关系不大;不完全性Ⅱ型 GIM 有发展成胃癌的中度风险,不完全性Ⅲ型则被认为是 GIM 的晚期阶段,与胃癌发生的关系更为紧密。目前对 GIM 患者的随访和监测唯一有效的方法是胃镜和活体组织病理学检查,从而达到早期防治的目的。

(二)脂肪变性与非酒精性脂肪性肝病

脂肪肝即脂肪性肝病,是由于各种原因引起的肝细胞内脂肪堆积过多的一种常见的肝脏病变,形态学上表现为肝细胞发生了显著弥漫性的脂肪变性。根据有无过量饮酒史,临床上将脂肪性肝病分为酒精性脂肪性肝病和非酒精性脂肪性肝病两种类型。目前非酒精性脂肪性肝病已成为欧美发达国家和我国富裕地区第一大慢性肝病,在我国非酒精性脂肪性肝病的患病人群仅次于乙型肝炎患者。非酒精性脂肪性肝病的病变过程可分为 3 个阶段:单纯性脂肪肝,脂肪性肝炎,脂肪肝相关的肝硬化和肝癌。由非酒精性单纯性脂肪肝演变而来的脂肪性肝炎

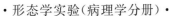
是以肝细胞损伤、肝脏炎性反应和进行性纤维化为病变特征,这已经成为目前导致肝功能衰竭和肝细胞癌最重要的原因。随访研究表明非酒精性单纯性脂肪肝通常病情进展缓慢,10～20年内发生肝硬化的概率为 0.6%～3%,而脂肪性肝炎患者 10～15 年内肝硬化发生率高达15%～25%。非酒精性脂肪性肝病正在严重威胁着人类的生命健康,对其发病机制、治疗手段及预防措施尚需进行更深入的探索和研究。

(张丹丹)

实验二 细胞、组织损伤的修复

一、目的要求

（1）掌握肉芽组织的组成、形态与功能；瘢痕组织的形态。
（2）掌握肉芽组织在创伤愈合中的作用。
（3）掌握一期愈合与二期愈合的区别。
（4）掌握骨折愈合的过程。

二、实验内容

（一）大体标本观察

1. 肉芽组织 创伤表面可见大面积颜色鲜红、质地柔软、湿润、表面呈现细颗粒状的肉芽组织，看起来像鲜嫩的肉芽，用手触之易发生出血（图2-1）。

2. 不健康的肉芽组织 由于局部组织出现感染，血液循环障碍或有异物存在等原因，导致肉芽组织生长不良，临床称为不健康的肉芽组织。肉眼观苍白色，组织水肿，松弛无弹性，表面颗粒不均匀，覆盖黄白色脓性渗出物等（图2-2）。

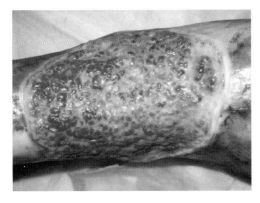

图 2-1　肉芽组织

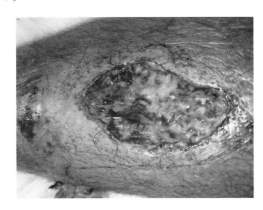

图 2-2　不健康的肉芽组织

3. 瘢痕组织 组织颜色苍白，质地坚韧，表面不光滑，凹凸不平（图2-3）。

4. 一期愈合 组织缺损少、创缘整齐、无感染、经黏合或缝合后创面对合严密的伤口，例如外科手术切口。皮肤切口处形成较整齐而窄的一条线状瘢痕。

5. 二期愈合 见于组织缺损较大、创缘不整齐、哆开、不能够严密对合，或伴有感染的伤口。皮肤伤口处瘢痕大且不规则（图2-4）。二期愈合与一期愈合不同之处为：①由于坏死组织多或感染，局部组织继续发生变性、坏死，炎症反应明显。只有等到感染被控制，坏死组织被清除以后，再生才能开始。②伤口大，伤口收缩明显，伤口内肉芽组织形成量多。③愈合的时间较长，形成的瘢痕较大，抗拉力强度较弱。

（二）组织切片观察

1. 肉芽组织

（1）低倍镜：可见大量新生毛细血管，其排列方向多与创面垂直，在接近表面处互相吻合，

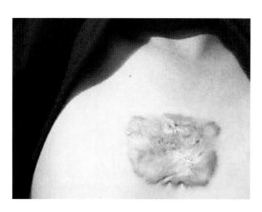

图 2-3 瘢痕组织

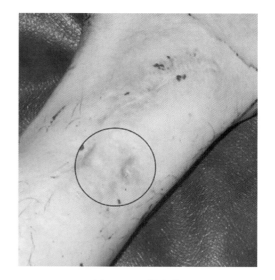

图 2-4 二期愈合

形成祥样弯曲的毛细血管网。在毛细血管之间有许多成纤维细胞分布,并有炎症细胞浸润(图 2-5)。

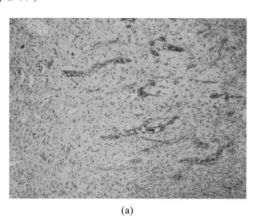

(a)

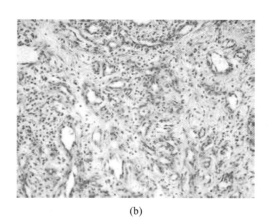

(b)

图 2-5 肉芽组织(低倍镜)

(2)高倍镜:可见大量实性内皮细胞索及管腔大小不一;形状各异、数量众多的新生毛细血管;在毛细血管之间有许多成纤维细胞分布,成纤维细胞胞体较大,轮廓清楚,多为突起的纺锤形或星形的扁平状结构,其细胞核呈规则的卵圆形,核仁大而明显。同时肉芽组织内见有多少不等的巨噬细胞、粒细胞、淋巴细胞及浆细胞等炎症细胞浸润。少见有胶原纤维(图 2-6)。

(3)诊断要点:大量的新生毛细血管、成纤维细胞和多少不等的炎症细胞,少量胶原纤维。

2. 瘢痕组织

(1)低倍镜:可见大量胶原纤维束平行或交错排列。瘢痕组织内血管数量明显减少(图 2-7)。

(2)高倍镜:成纤维细胞转变为纤维细胞,产生大量胶原纤维,胶原纤维明显增粗,互相融合成粗大的胶原纤维束,并且发生了玻璃样变性。纤维细胞较小,胞质较少,弱嗜酸性,胞核细长,染色较深(图 2-8)。

(3)诊断要点:血管减少、闭合、退化,甚至消失。成纤维细胞转变为纤维细胞,纤维细胞较小,胞质较少,弱嗜酸性,胞核细长,染色较深。炎症细胞减少或消失。胶原纤维明显增粗,互相融合成粗大的胶原纤维束,并且发生了玻璃样变性。

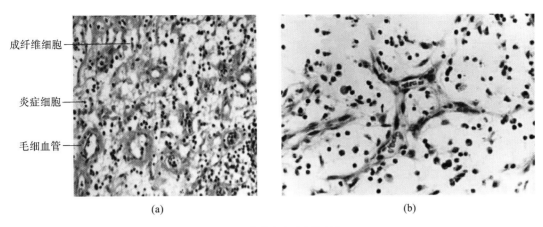

成纤维细胞

炎症细胞

毛细血管

(a)　　　　　　　　　　　　　　(b)

图 2-6　肉芽组织（高倍镜）

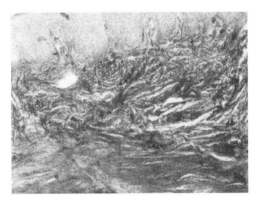

图 2-7　瘢痕组织（低倍镜）

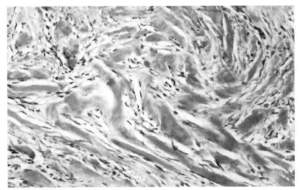

图 2-8　瘢痕组织（高倍镜）

三、临床病理讨论

病例 2-1

病例 2-1

【病史摘要】

患者，女，30 岁。1 年前行剖官产手术。伤口愈合良好，产后半年检查见皮肤组织正中有一手术瘢痕，长约 5 cm，呈线型，对合整齐，色泽较正常皮肤稍浅，愈合良好。

【讨论题】

1. 患者伤口有何特点？

2. 患者伤口属于何种愈合类型？

病例 2-2

病例 2-2

【病史摘要】

患者，男，32 岁，因胃溃疡穿孔行修补术。术后 10 天腹壁皮肤切口大部分呈整齐的线状瘢痕，远端约 2 cm 手术切口未愈合，肉芽组织增生突出两侧皮肤，表面有黄白色渗出物附着，多次切除后，切口愈合，但形成较大瘢痕。

【讨论题】

1. 皮肤切口长期不愈合的原因可能有哪些？

NOTE

2. 皮肤切口长期不愈合可引起哪些后果？如何预防和处理？

病例 2-3

病例 2-3

【病史摘要】

患者,男,35 岁,因不慎摔倒致桡骨骨折,经手术、石膏固定 3 个月后痊愈。半年后拍 X 线复查见长骨中间区呈梭形膨大。膨大处中央有一横行骨折线,其周围由灰白色纤维组织和淡黄色骨样组织形成骨痂,骨折部位因骨痂形成而膨大,新骨形成处致密,无骨髓腔形成。

【讨论题】

1. 患者骨折愈合的过程经历了哪些时期？

2. 形成的新骨痂属于何种骨痂？

四、思考与提高

1. 简述肉芽组织的组成、形态与功能。

2. 试述一期愈合与二期愈合的区别。

3. 试述骨折愈合的过程。

4. 一男性工人,在工作过程中,不小心切破手指,简单包扎后,继续工作。3 天后手指充血肿胀,疼痛难忍,前来就医。检查见右手食指长约 3 cm 的伤口红肿、覆盖黄色渗出物,请思考：患者的伤口出现了什么病变？并简述发生、发展过程。

五、最新进展

（一）创伤愈合

传统的愈合理论认为,伤口的愈合需要一个干燥环境,需要氧气的作用,但事实上人类对氧气的利用需血红蛋白的氧合作用,而大气中的氧气是不能直接被伤口所利用的。干性愈合由于愈合环境差,不仅容易使伤口脱水,结痂,不利于上皮细胞爬行,而且容易使生物活性物质丢失,造成愈合速度缓慢。干性敷料不能隔绝细菌的侵入,也无法保持伤口的温度和湿度,不利于伤口的愈合。

现在提出来新的湿性愈合理论。湿性愈合理论认为在湿性环境下,伤口愈合的速度是干性环境下的 2 倍,并且动物实验为现代湿润创面处理理论奠定了基础,同时亦促进了湿性伤口愈合在护理技术方面的应用。不过有些专家也指出,所谓"湿润的环境"并不是意味着"湿润的愈合环境",过量的渗出液会造成伤口周围皮肤浸渍。真正的"湿性伤口愈合"指的是伤口局部的湿润,不会形成结痂。

湿性愈合有利于坏死组织的溶解,有利于渗出液水合释放纤维蛋白溶酶,有利于溶解小血管周围的纤维鞘,恢复正常营养交换,其中的免疫细胞趋化因子,还可以加速清创。湿性愈合有利于维持创面局部微环境的低氧状态;有利于细胞增殖分化和移行,维持细胞和酶的活性,使细胞快速移行,还可以保留渗出液内的生长因子并促进其释放,刺激成纤维细胞增生,是巨噬细胞、中性粒细胞的化学趋化剂。

湿性愈合适用于：部分或全层损伤;坏死或脱皮性伤口;少量到中量渗液;烧伤和放疗损伤。

优点:吸收少量到中量渗液,不粘连伤口,移除时不损伤伤口,胶状的水凝胶能补充坑洞伤口,减轻局部症状和疼痛,其水合作用促进自溶性清创。

缺点:不能用于炎症渗出伤口,需要两层敷料。

更换频率:通常 12～48 h,根据伤口条件或渗液情况。

创伤愈合是一个非常复杂的过程。创伤不仅使生物体局部发生一系列变化,同时还可引发不同程度的全身性反应,在这一过程中有许多细胞参与,每种细胞又分泌多种因子,这些细胞之间、因子之间、细胞和因子之间存在错综复杂的关系,因此它涉及细胞运动、黏附、通信、增殖和分化等细胞生物学的各个方面。然而创伤愈合又是一个十分有序的过程。为叙述方便将其分为止血和炎性反应、增殖、成熟和重塑三个阶段,三个阶段互相交叉,难以截然分开。

(二) 干细胞移植治疗

干细胞移植治疗是把健康的干细胞移植到患者体内,以修复或替换受损细胞或组织,从而达到治愈的目的。干细胞移植治疗范围很广,一般能治疗神经系统疾病、免疫系统疾病,还有其他的一些内外科疾病。干细胞在医学界被称为“万用细胞”,它可以分化成多种功能细胞或组织器官。在 APSC 多能细胞实验室中培育出来的干细胞具有“无限”增殖、多向分化潜能,具有造血支持、免疫调控和自我复制等特点。

干细胞移植治疗的疾病很多,而且年龄越小,改善得越明显。

(1) 干细胞移植治疗神经系统疾病:脑瘫、脊髓损伤、运动神经元病、帕金森病、脑出血、脑梗死后遗症、脑外伤后遗症等。

(2) 干细胞移植治疗免疫系统疾病:糖尿病、皮肌炎、肌无力、血管病变、硬化病、白血病等。

(3) 干细胞移植治疗其他疾病:肝病、肝硬化、股骨头坏死等。

干细胞移植治疗有 6 种途径,包括介入途径、局部种植、静脉途径、腰穿途径、头部立体定向颅内干细胞移植、CT 引导下脊髓内干细胞移植。具体方法包括以下 4 种:

(1) 病变部位直接注射:就是沿下肢腓肠肌走向的血管方向多点注射。治疗时,通过病变部位直接注射进行治疗效果显著。

(2) 血管介入治疗:副作用和并发症少;损伤小,安全易行;定位准确,疗效发生快而确定。

(3) 静脉输入治疗:静脉输入治疗可用于老年性痴呆、帕金森病、抗衰老等。

(4) 干细胞体腔输入治疗:干细胞治疗疾病的一种特色治疗技术。

(赵莉)

实验三　局部血液循环障碍

一、目的要求

（1）掌握淤血的病理变化，了解出血对机体的影响。

（2）掌握血栓的形态特点、血栓形成的条件和形成过程、血栓对机体的影响。

（3）掌握栓塞和梗死的形态特点、发生、发展和对机体的影响；了解血栓形成、栓塞和梗死的相互关系。

二、实验内容

（一）大体标本观察

1. 慢性肝淤血（槟榔肝）　肝的冠状切面表面光滑、包膜紧张，肝肿大；切面可见均匀而弥漫分布的紫红色小点（肝小叶的中央区），其周围呈灰黄色（小叶的边缘区）。部分区域紫红色小点已互相融合，形成红黄相间的斑纹状结构，形似槟榔的切面，故称槟榔肝（图3-1）。

2. 慢性肺淤血（肺褐色硬变）　肺的冠状切面见表面胸膜光滑，肺组织呈褐红色并略带棕色，并有散在的铁锈色斑点，肺组织较坚实（图3-2）。

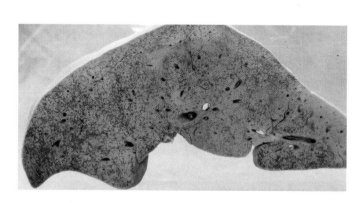

图 3-1　慢性肝淤血

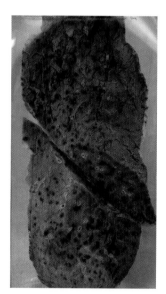

图 3-2　慢性肺淤血

3. 慢性脾淤血　脾脏体积明显增大，包膜增厚；切面见脾组织呈暗红色，灰白色条纹（即脾小梁）增多，并可见散在的铁锈色颗粒（图3-3）。

4. 脑出血　大脑冠状切面：一侧脑组织内见一出血灶，形成深红色的凝血块或脱落，脑组织被破坏，同侧脑半球肿大（有时脑室也可积血、扩大）（图3-4）。

5. 心内膜（或外膜）下出血　在心内膜（或外膜）下可见散在分布暗红色出血小点或斑块（图3-5）。

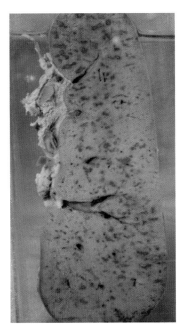

图 3-3　慢性脾淤血

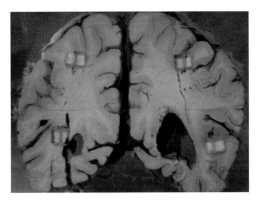

图 3-4　脑出血

6. **混合血栓**　血管内血栓显示黄白色和棕褐色相间的条纹,血栓的表面呈波纹状隆起。在血管腔内的新鲜血栓为表面粗糙、干燥无光泽的凝血块,其中可见黄白色的条纹,血管腔略扩张,血栓与血管壁紧密黏附(图 3-6)。

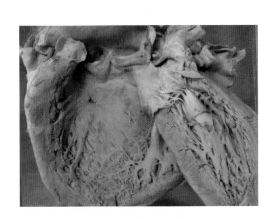

图 3-5　心内膜下出血

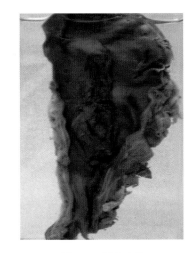

图 3-6　混合血栓

7. **心瓣膜赘生物**　二尖瓣(或主动脉瓣)上见有大小不等的赘生物黏着,表面不规则而粗糙不平,呈灰白色或黄褐色,赘生物与瓣膜黏附紧密(图 3-7)。

8. **脾贫血性梗死**　脾脏的切面,包膜下可见一个或多个灰白色楔形,尖端指向脾门,质致密,周围见充血性出血带。脾脏组织整体呈淤血表现(图 3-8)。

9. **肾贫血性梗死**　此肾脏标本处于贫血性梗死后愈合状态,表面可见一处灰白色无光泽病灶、呈凹陷状,边缘不甚整齐(图 3-9)。

10. **肠出血性梗死**　小肠一段,病变处肠壁肿胀、增厚,呈暗红色或黑褐色。浆膜面较粗糙,失去光泽,黏膜皱襞肿胀,部分区域黏膜表层已有脱落(图 3-10)。

11. **肺出血性梗死**　肺脏的矢状切面,在边缘处可见一个(或数个)暗红色或紫黑色病灶,

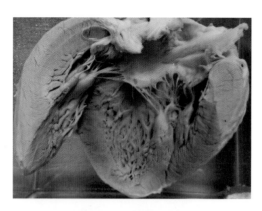

图 3-7　心瓣膜赘生物

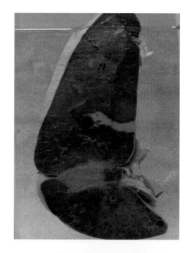

图 3-8　脾贫血性梗死

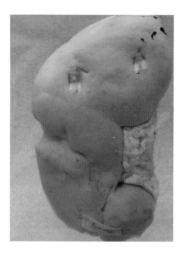

图 3-9　肾贫血性梗死

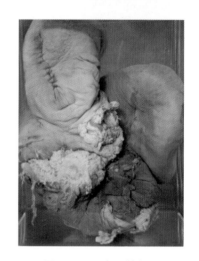

图 3-10　肠出血性梗死

略呈三角形,大小不等,尖端朝向肺门,基部直达肺膜。周围肺组织显示淤血(图3-11)。

12. 肺栓塞　肺的切面,肺动脉已被剪开,见肺动脉主干(或其主要分支)内有灰褐色圆柱形块状物堵塞,表面干燥,灰褐色、灰白色相间的部分,一端稍尖,指向其下一级肺动脉分支(图3-12)。

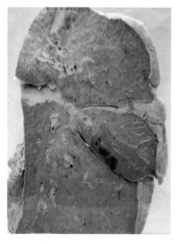

图 3-11　肺出血性梗死

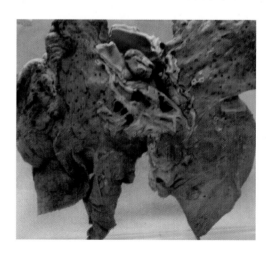

图 3-12　肺栓塞

（二）组织切片观察

1. 慢性肝淤血

（1）低倍镜：肝小叶结构尚清楚，中央静脉及其周围的血窦扩张，其中充满了红细胞。肝细胞索因受压而变细，甚至消失（图3-13）。

（2）高倍镜：小叶周围区域的肝细胞索完整，肝细胞较为正常，见部分细胞发生脂肪变性。有的肝小叶中央的淤血区因扩展而与附近小叶的淤血区互相连接，反将小叶边缘区及汇管区包围起来（反包围）（图3-14）。

（3）诊断要点：肝小叶完整，淤血区肝细胞萎缩数量减少，有炎症细胞浸润；肝小叶周边区肝细胞可有脂肪变性。

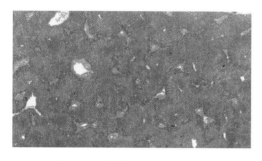

图3-13 慢性肝淤血（低倍镜）

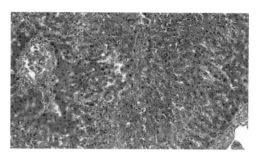

图3-14 慢性肝淤血（高倍镜）

2. 慢性肺淤血

（1）低倍镜：肺泡壁增厚，肺泡壁小静脉和毛细血管扩张、充血，纤维结缔组织增生（图3-15）。

（2）高倍镜：肺泡腔内见多少不等的圆形或不规则的大细胞，胞质丰富，其中含有许多褐色小颗粒（含铁血黄素），即心力衰竭细胞。此外，部分肺泡内尚有淡伊红染均质物（水肿液）及红细胞（图3-16）。

（3）诊断要点：肺泡壁血管充血，肺泡腔内见心力衰竭细胞；部分肺泡内有水肿液和红细胞。

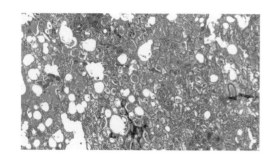

图3-15 慢性肺淤血（低倍镜）

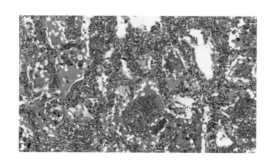

图3-16 慢性肺淤血（高倍镜）

3. 混合血栓

（1）低倍镜：小静脉腔内见伊红色小梁状条纹和浅红色区相交织的阻塞物（图3-17）。

（2）高倍镜：见伊红色小梁由许多已崩解而凝集成颗粒状的血小板所组成，其边缘见许多中性白细胞和淋巴细胞；血小板小梁之间的浅红色部分为纤维蛋白构成的细网状结构，其中网罗着许多红细胞（图3-18）。

（3）诊断要点：血小板小梁与血细胞交织形成。

4. 血栓机化与再通

（1）低倍镜：见伊红色血管组织，血管腔已消失，为淡伊红色富有毛细血管的肉芽组织所

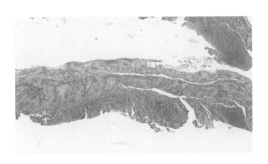

图 3-17　混合血栓(低倍镜)

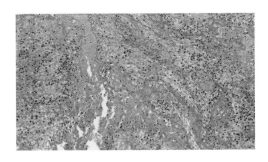

图 3-18　混合血栓(高倍镜)

替代(机化)(图 3-19)。

(2)高倍镜:可见血管内壁原有弹力膜,其所包绕的腔内有较成熟肉芽组织成分,如新生毛细血管、成纤维细胞和炎症细胞,且可见再通的小血管(图 3-20)。

(3)诊断要点:血管腔消失,为富有毛细血管的肉芽组织所替代(机化);可见再通的小血管。

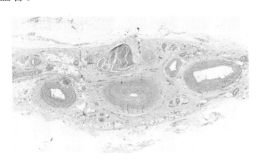

图 3-19　血栓机化与再通(低倍镜)

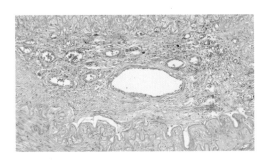

图 3-20　血栓机化与再通(高倍镜)

5.肾贫血性梗死

(1)低倍镜:见结构不清的伊红色区,即为肾的梗死部分,其周围组织结构清楚,能见到肾小球和肾曲管等。包膜下尚有一层未坏死的组织(图 3-21)。

(2)高倍镜:见肾梗死区内肾小球和肾曲小管的细胞均已坏死,细胞核消失,但尚能辨出它们的轮廓。梗死区周围有白细胞浸润,主要有淋巴细胞、少量中性粒细胞和单核细胞,毛细血管扩张、充血。此病变区的肾被膜及被膜下细胞核尚存在(图 3-22)。

(3)诊断要点:肾梗死区细胞坏死,但能辨出组织轮廓;其周围组织结构清楚。

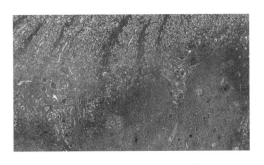

图 3-21　肾贫血性梗死(低倍镜)

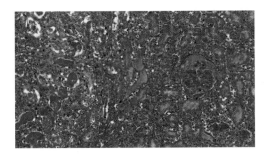

图 3-22　肾贫血性梗死(高倍镜)

6.肺出血性梗死　肉眼:见切片部分组织疏松呈紫红色,另一部分组织致密呈暗红色(梗死区)。

(1)低倍镜:见结构不清的伊红色区为肺的梗死部分,其周围组织结构清楚,能见到肺泡腔、肺泡壁结构等(图 3-23)。

（2）高倍镜：镜下见紫红色区内，肺泡结构清楚，肺泡壁增厚，腔内有许多红、白细胞及纤维蛋白；在暗红色梗死区内见肺泡结构隐约可见，肺泡上皮细胞核消失，肺泡为红细胞所充满。梗死区边缘可见白细胞呈不规则分布，其中大多为嗜中性白细胞和一些淋巴细胞。梗死区表面胸膜有纤维结缔组织增生（图 3-24）。

（3）诊断要点：肺梗死区细胞坏死，肺泡腔内可见坏死红细胞，但肺泡结构隐约可见；与周围组织分界较清。

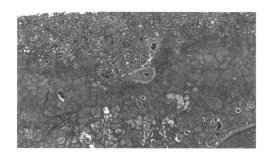

图 3-23　肺出血性梗死（低倍镜）

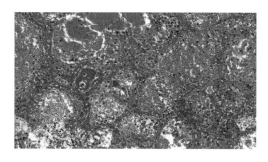

图 3-24　肺出血性梗死（高倍镜）

三、临床病理讨论

病例 3-1

病例 3-1

【病史摘要】

患者，男，16 岁，因"胸闷、呼吸困难 3 天，水肿、少尿 4 天"入院。患者入院前 4 天无明显诱因出现双下肢水肿，伴少尿、咳嗽、咳痰，痰中带血丝，前 3 天因打篮球后出现胸闷、呼吸困难，突然晕厥，醒后持续性胸痛，深吸气加重。入院查体：体温 36.5℃，心率 99 次/分，呼吸 29 次/分，血压 102/65 mmHg。双肺呼吸音弱，腹部移动性浊音阳性，双下肢重度凹陷性水肿。实验室检查：尿蛋白（＋＋＋）；24 h 尿蛋白量 15 g；血白蛋白 23 g/L，肌酐 72 μmol/L，总胆固醇 8.4 mmol/L；D-二聚体2.38 mg/L。乙肝五项：HBsAb、HBcAb 阳性。心脏彩超：肺动脉压 60 mmHg。血气分析：$SpO_2$77.6 mmHg，血氧饱和度 95.9%。心电图：正常。CTPA：右肺中下动脉及左肺下动脉多发栓塞。

诊治过程诊断为肾病综合征合并肺栓塞。立即给予尿激酶溶栓、低分子肝素、华法林抗凝等治疗，咳嗽、咯血、胸闷明显好转。复查肺动脉压、D-二聚体、血氧饱和度恢复正常。起病后第 1 个月给予强的松（泼尼松）20 mg，每日 3 次，连续 4 周，尿量 500 mL 左右，水肿加重。先后加用吗替麦考酚酯片、环孢素，水肿无减轻，24 h 尿量 300～500 mL，24 h 尿蛋白量 10～13 g，血白蛋白 11.7～16.5 g/L，期间反复出现发热、腹泻、严重肺部感染。起病 8 个半月（华法林抗凝半年后）行肾活检，病理结果：不典型膜性肾病伴亚急性肾小管间质性肾病。遂调整方案为：强的松 40 mg，每日 4 次，联合 FK506，血药浓度维持在 4.2～8.2 ng/mL，强的松每 4～8 周减5 mg，患者尿量逐渐增加至 1500 mL 左右，血白蛋白渐升至 28.1 g/L，24 h 尿蛋白量 6 g。目前口服强的松 25 mg，每日 4 次，联合 FK506 早 3 mg、晚 2 mg，病情稳定，随访中。

【讨论题】

1. 给出患者血栓形成的发病机制。

2. 试述临床上肺血栓栓塞的原因或背景疾病。

病例 3-2

病例 3-2

【病史摘要】

患者,男,42 岁。因骑车不慎跌倒,右小脚肿痛,急诊诊断为右小腿胫腓骨骨折,长靴形石膏固定后,回家卧床休息。此后小腿肿痛逐渐缓解,伤后第二周又出现右下肢肿胀,去医院复查,拆除石膏重新包扎,回去后肿胀仍无改善,并逐渐向大腿发展,四天后坐起吃饭时突然高叫一声,心搏、呼吸停止,抢救无效死亡。

【讨论题】

1. 骨折后第二周右下肢肿胀,并且进行性加重的原因是什么?

2. 患者突然死亡的原因是什么?

四、思考与提高

1. 用橡皮筋将一手指紧紧捆住,过 1~2 min 后,手指末端的颜色、温度有何变化? 主观感觉如何? 如何解释?

2. 为什么在骨折固定时上夹板或打石膏绷带不能过紧?

3. 标本中所见的脑出血与胸膜点状出血是什么性质的出血? 是怎样产生的?

4. 混合血栓有哪些特点? 试说明镜下所见血栓的各层排列形成的机制和大体形态结构。

5. 肺栓塞标本中肺动脉分支内的堵塞物是什么? 为什么不说这是死后凝血块? 为什么没有肺梗死形成?

6. 血栓、栓子、梗死、坏死、坏疽互相间的关系和异同是怎样的?

7. 血栓机化的意义是什么?

五、最新进展

急性肺栓塞的治疗进展

急性肺栓塞(pulmonary embolism,PE)是各种内源性或外源性栓子阻塞肺动脉引起急性肺循环障碍的临床病理综合征。由于肺血栓栓塞(PTE)为来自静脉系统或右心的血栓阻塞肺动脉或其分支所致,主要临床特征表现为肺循环和呼吸功能障碍。静脉血栓栓塞(VTE)的年发病率为每 10 万人中 75~269 例,多发生在西欧、北美、澳大利亚和南部拉丁美洲,如果年龄超过 70 岁,则发病率可达到每 10 万人 700 例。急性 PE 是临床急危重症之一,病死率高,若未接受治疗,其 3 个月内的病死率为 15%,伴有血流动力学不稳定的大块肺栓塞病死率更高,可达 30% 以上。因此,早期诊断并即刻给予抗凝、溶栓治疗是提高抢救成功率、改善预后的关键。

1. 急性 PE 的治疗目标 ①防止新的血栓形成;②防止造成栓塞的栓子进一步增大;③减少和防止因肺栓塞血管栓塞或心肺功能衰竭造成的病变长期存在,首要治疗目的是通过清除和溶解肺血管床内的血栓栓子,减轻血流动力学状态的改变。

2. 溶栓治疗 目前积极的溶栓治疗是治疗急性 PE 的重要而有救的措施,溶栓治疗急性 PE 的优点:①通过溶解血栓,可迅速恢复肺灌注,逆转血流动力学的改变,及早改善肺的气体交换功能;②通过清除静脉血栓,减少肺栓塞的复发;③快速而完全的溶解栓子,可减少慢性肺栓塞和慢性肺动脉高压的发生;④通过以上各种机制,溶栓治疗可以降低肺栓塞的发病率和病死率。

3. 单纯抗凝治疗 抗凝是急性 PE 治疗中的另一个重要方面,一旦临床高度怀疑 PE,应立即进行抗凝治疗。PE 的抗凝治疗主要适用于：①PE 溶栓后；②不具有 PE 溶栓指征单纯抗凝治疗者。抗凝虽不能直接促进血栓溶解和减少深部静脉血栓形成，但可阻止血栓的继续形成，充分的抗凝治疗可减少 PTE 患者由于复发导致的病死率增加。

4. 介入治疗　介入治疗对急性大面积 PE 患者可减少严重出血性并发症，并能在发病后第一时间解除肺动脉梗阻，迅速改善心脏状况。介入治疗 PE 的适应证：急性大面积 PE、血流动力学不稳定者、溶栓疗效不佳或有禁忌证者、经皮心肺支持(PCPS)禁忌或不能实施者。但目前国内专家对介入治疗急性大面积 PE 的适应证总结如下(首先符合急性大面积 PE 的诊断标准，同时至少符合下述条件之一)：①有抗凝或溶栓禁忌证；②经溶栓等积极内科治疗无效；③出现严重低血压、心源性休克、晕厥、心搏骤停或严重的呼吸困难、发绀及难以纠正的低氧血症，超声提示心室大或肺动脉高压患者；④全身状况差，难以耐受外科手术或有开胸手术禁忌证；⑤肺动脉平均压低于 6.67 kPa。急性 PE 介入治疗主要包括：①经皮微创导管肺动脉内碎栓和除栓，可迅速解除中央肺动脉的阻塞。②导管内溶栓：肺动脉内局部用药较静脉全身用药剂量小、起效快、出血性并发症少(但有研究结果表明：全身静脉给药和肺动脉内局部给药，血栓溶解速度和肺动脉压下降两者无显著性差异，又由于此法要用肺动脉导管，故现已多用全身静脉给药法，少用导管内溶栓治疗)。③肺动脉球囊血管成形术：通过球囊扩张挤压血栓使之成为细小血栓，有利于吸栓或溶栓。④导管碎栓和局部溶栓的联合应用：Thomas 经研究认为用此法治疗 PE，48 h 后肺动脉平均压明显下降，有效率为 60%，病死率为 20%。

5. 外科手术治疗　当确诊为 PE 的患者处在不稳定状态下，经积极溶栓、抗凝治疗大面积 PE 无效，应立即进行外科血栓切除术。①肺动脉血栓摘除术：主要用于伴有休克的大块 PE、收缩压低于 100 mmHg、内科治疗失败或有溶栓禁忌证不宜内科治疗者。急性 PE 手术病死率较高，国外一些资料报告可达 80%。②建立心肺旁路通道：急性 PE 导致心肺功能衰竭，建立股静脉心肺旁路通道是一种很好的方法。通过提供灌注和增加气体交换，使患者能够等待更进一步的治疗。由于目前急性 PE 内科治疗的进展及外科手术治疗病死率高，目前手术治疗的适应证已大为减少。

(姜文霞)

实验四 炎症

一、目的要求

（1）掌握浆液性炎、纤维素性炎、化脓性炎的病变特点和临床病理联系。
（2）掌握感染性肉芽肿的病理改变。
（3）熟悉肉芽肿的常见类型和病变特点。

二、实验内容

（一）大体标本观察

1. 皮肤浆液性炎（serous inflammation of skin） 见皮肤的表面有多数散在的、大小不一的疱疹，内含多少不等的浆液，有的疱疹已经破溃致使浆液流出，有的疱疹已经干枯、皱缩，其表面的中心部凹陷呈脐状（图4-1）。

2. 纤维素性心包炎（绒毛心）（fibrinous pericarditis,（Cor villosum）） 此标本的心包壁层已被剖开，暴露出壁层及脏层，在其表面有呈灰白色的绒毛状物附着，即称"绒毛心"（图4-2）。

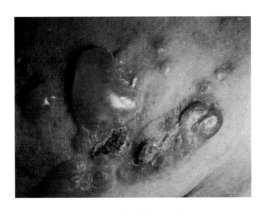

图4-1 皮肤浆液性炎

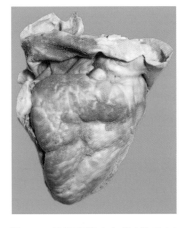

图4-2 纤维素性心包炎（绒毛心）

3. 结肠纤维素性炎（假膜性结肠炎）（pseudomembranous colitis） 为已剖开的一段结肠，暴露肠黏膜，见整个肠壁增厚，肠黏膜失去正常结构，黏膜粗糙，黏膜表面被覆有灰白色糠皮样假膜，见有假膜脱落处形成的不规则浅表溃疡，偶见出血点（黑色处）（图4-3）。

4. 细菌性肝脓肿（abscess of liver） 在肝脏的切面见有一个直径约10 cm大小的圆形脓肿腔，其中部分脓性渗出物已流失，脓肿壁较厚且不整齐，与周围组织分界尚清，脓肿腔内还有残余脓性坏死物质（图4-4）。

5. 化脓性阑尾炎（suppurative appendicitis） 手术切除的阑尾两条，阑尾变粗，表面粗糙，失去光泽，并附有污白色脓性渗出物，有一处呈黑褐色，其中一条的尖端有一直径约3 mm大小的穿孔。如剖开阑尾，可见整个阑尾壁增厚，黏膜有出血，腔内充有脓性渗出物（图4-5）。

6. 化脓性脑膜炎（suppurative meningitis） 见大脑的蛛网膜下腔血管明显扩张充血，沿

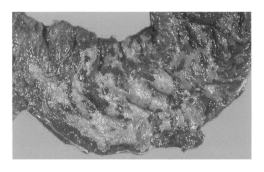

图 4-3　假膜性结肠炎

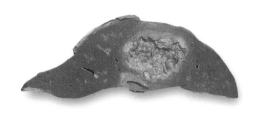

图 4-4　细菌性肝脓肿

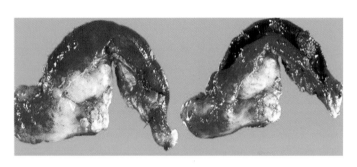

图 4-5　化脓性阑尾炎

其脑沟方向血管的两侧有黄白色脓性渗出物(图 4-6)。

7. 脑脓肿(abscess of the brain)　在脑冠状切面的脑白质中,左叶有一 3 cm×2 cm 的脓肿,可见较厚的脓肿壁,脓液已流失,留有一个不规则的空腔。右侧有同样性质的较小的脓肿灶(图 4-7)。

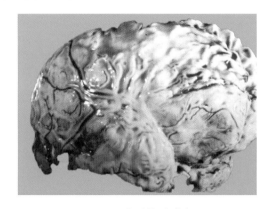

图 4-6　化脓性脑膜炎

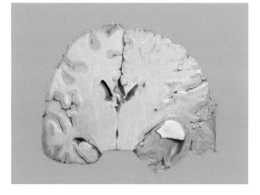

图 4-7　脑脓肿

(二)组织切片观察

1. 肝脓肿(abscess of the liver)

(1)低倍镜:肝组织中可见多数大小不等的局限性化脓性病灶,病灶处肝组织已坏死消失,代之以大量的中性粒细胞及脓细胞,早期无脓肿壁形成,病灶周围的肝细胞有萎缩的改变,并有炎症细胞浸润,迁延较久的脓肿病灶周围有结缔组织增生、包裹,其周围肝细胞索受压而发生萎缩。

(2)高倍镜:脓肿区大量中性粒细胞浸润,可见脓细胞及脓性渗出物聚集。

(3)诊断要点:判断肝组织、有脓肿形成、脓肿腔内大量中性粒细胞浸润(图 4-8)。

2. 急性蜂窝组织性阑尾炎(acute phlegmonous appendicitis)

(1)低倍镜:见阑尾各层均有明显充血、水肿和弥漫性炎症细胞浸润,阑尾腔内有脓性渗出物,黏膜有坏死脱落形成的溃疡,浆膜及阑尾系膜同样有炎性渗出物。

(2)高倍镜:阑尾黏膜不完整,见有坏死脱落;阑尾腔内有粉染坏死物、脓细胞、脓性渗出物;整个阑尾管壁增厚、充血、水肿、中性粒细胞弥漫性浸润。

(3)诊断要点:确认阑尾组织,中性粒细胞弥漫浸润阑尾管壁各层,脓性渗出物(图4-9)。

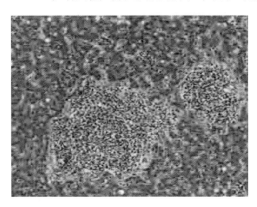
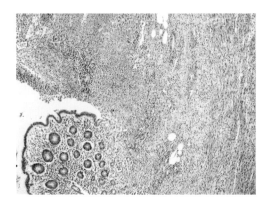

图 4-8　肝脓肿　　　　　　　　　　图 4-9　急性蜂窝组织性阑尾炎

3. 宫颈息肉(polyp of the cervix)

(1)低倍镜:见宫颈息肉表面为柱状上皮覆盖并有部分脱落,其内有扩张的宫颈腺体,其腺上皮细胞呈柱状、间质疏松水肿、血管较丰富,并有明显的炎症细胞浸润。

(2)高倍镜:宫颈黏膜下有大量淋巴细胞及浆细胞浸润,血管扩张充血、水肿。被覆上皮细胞增生,有多处鳞状上皮化生。

(3)诊断要点:慢性炎症细胞浸润、上皮细胞增生、鳞状上皮化生(图4-10)。

4. 结核结节(tubercle)

(1)低倍镜:结节多为圆形或椭圆形,境界清楚,中央为少量的干酪样坏死,周围为上皮样细胞(也称类上皮细胞)及朗汉斯巨细胞,周边区有较多淋巴细胞和成纤维细胞。

(2)高倍镜:①上皮样细胞:体积较大、椭圆形、胞质丰富但境界不清、核圆形或卵圆形,着色淡且有时可呈空泡状。②朗汉斯巨细胞:体积大,胞质丰富,多核排列于胞质周边部,呈花环状或马蹄铁形。

(3)诊断要点:干酪样坏死,周围为上皮样细胞(也叫类上皮细胞)及朗汉斯巨细胞,淋巴细胞浸润(图4-11)。

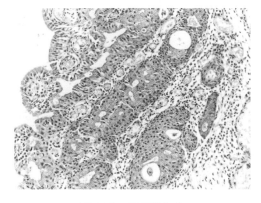
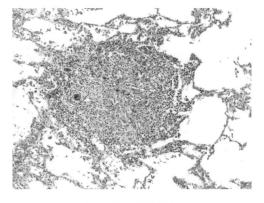

图 4-10　子宫颈息肉　　　　　　　　图 4-11　结核结节

5. 纤维素性胸膜炎(fibrinous pleuritis)

(1) 低倍镜：胸膜有显著的增厚，其表面有纤维蛋白性的渗出物并发生机化和玻璃样变性，肺组织有压迫性萎缩改变。

(2) 高倍镜：HE 染色可见渗出的纤维蛋白相互成网状或粉染呈片状，其间夹杂着大量的中性粒细胞。胸膜下血管扩张充血、炎症细胞浸润。

(3) 诊断要点：判断胸膜渗出的纤维蛋白、炎症细胞浸润(图 4-12)。

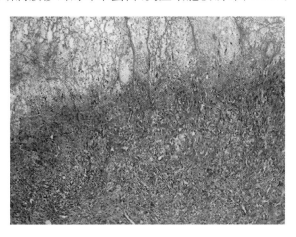

图 4-12　纤维素性胸膜炎

三、临床病理讨论

病例 4-1

病例 4-1

【病史摘要】

患者，男，12 岁，两周前左侧面部长一疖疖，肿胀疼痛，数天后，被其母用针扎穿并挤出脓性血液。两天后发生寒战、高热、头痛、呕吐，经治疗未见好转，且病情加重，昏迷抽搐而入院。

体检：营养不良，发育较差，神志不清，T 39℃，P140 次/分，R35 次/分。面部有一 2 cm×3 cm 的红肿区，略有波动感。

化验：白细胞总数 $22×10^9$/L，中性粒细胞 0.87。血培养金黄色葡萄球菌阳性。

【尸检摘要】

发育、营养差，面部有一 2 cm×3 cm 的红肿区，切开有脓血液流出。颅腔：大脑左额区有大量灰黄色脓液填充，脑组织坏死，有 4 cm×4 cm×5 cm 的脓腔形成。切片观察：脑组织坏死，大量中性粒细胞浸润，并见肉芽组织。

【讨论题】

1. 根据资料对本病例做何诊断？

2. 本病例脑部病变是怎样引起的？

3. 从本病例中应吸取什么教训？

病例 4-2

病例 4-2

【病史摘要】

患儿，男，8 岁。主诉右耳持续流脓 4 年、加重 20 天，伴高热、头痛、呕吐、烦躁入院。

NOTE

体检:体温 38.9℃,昏睡,瞳孔忽大忽小,阵发性强直性抽搐,左侧偏瘫,右鼻唇沟变浅,左侧巴宾斯基征阳性。心肺(一),肝脾(一)。实验室检查:白细胞 $14×10^9/L$,脑脊液外观呈牛奶状,镜检示白细胞 $34×10^9/L$,椎管内压 3600 mmH$_2$O。入院后治疗无效,因呼吸、循环衰竭而死亡。

【尸检摘要】

病变主要在颅内。右耳内、外耳道及耳室可见黄白色黏稠液体。右侧鼓室盖表面硬脑膜呈不规则撕裂,破口下方有一米粒大的圆形骨板穿孔。大脑左颞叶见一个 0.6 cm×0.5 cm×0.6 cm 的囊性病灶,囊内充满黄色黏稠液体,囊壁厚0.3 cm。镜下见囊肿壁由肉芽组织和纤维结缔组织构成,腔内容物为大量坏死的中性粒细胞和坏死组织。在病灶与右侧脑室之间见一两端相通的潜在腔隙。脑干及整个脊髓的蛛网膜下腔内也充满了黄白色黏稠液体,镜下蛛网膜下腔和两侧侧脑室及脉络丛中见大量中性粒细胞浸润。左肾髓质部有条纹状黄白色化脓灶,性质与左颞部病灶相似。

【讨论题】

1. 写出病理诊断及死因。诊断依据是什么?

2. 如何解释患者的临床症状和体征?

3. 简述患者发病的过程。

病例 4-3

病例 4-3

【病史摘要】

田某,男,26 岁,司机。

主诉:发热、寒战、右胸痛 4 天,咳铁锈色痰 2 天。

现病史:患者于 5 天前外出,受凉,过劳,次日感到全身不适,发热,寒战,右胸痛。曾去诊所服用解热镇痛剂及磺胺,治疗无效。入院前 2 天症状加重,咳嗽,咳出少量铁锈色痰。近来食欲减退,便秘,尿黄赤而少。

既往史:一向健康。

体检:T 39 ℃,R 30 次/分,P 104 次/分,BP 116/80 mmHg,急性热病面容,神志清楚,唇两侧有疱疹,咽轻度充血。右上胸呼吸运动稍受限,右前第 4 肋语颤增强,叩诊呈浊音,可闻及湿啰音。心脏正常。腹平坦,无压痛,肝脾未触及。

血常规:白细胞总数 $11×10^9/L$,中性粒细胞 0.66,嗜酸性粒细胞 0.1,淋巴细胞 0.18。X线检查:右上肺大片密度均匀的致密阴影。

【讨论题】

1. 此患者患何病?

2. 如何解释其临床表现?

四、思考与提高

1. 急性炎症时为什么血管通透性增高?

2. 简述急性炎症时白细胞渗出的主要过程及其机制。

3. 脓肿和蜂窝织炎有何区别?

4. 从病理的角度如何确诊炎症?

五、最新进展

慢性炎症与肿瘤的关系

长久以来,人们发现感染了乳头瘤病毒的患者更容易患肛门及生殖器肿瘤,特别是宫颈癌;胃幽门螺杆菌的感染是腺癌和黏膜相关淋巴组织淋巴瘤的主要原因,有增加胃癌风险的趋势;在胆管,华支睾吸虫感染引起的慢性炎症可以导致胆管癌;慢性乙肝及丙肝病毒感染所引起的慢性肝炎患者易患肝癌,或可增加肝癌风险;空气中的刺激性物质如PM2.5等,可显著增加肺癌的风险等。许多的因素都与肿瘤发病密切相关,而且研究已经证实持续的炎症可以使病变从感染或者自身免疫性的炎症进展为肿瘤。因此,由各种病毒、细菌、寄生虫或者异物所导致的感染,伴随着迁延的炎症反应,被认为是某些肿瘤发病的重要诱因或危险因素。

肿瘤是一种非传染性的疾病,它们大多是长时间的、慢性的进展过程。慢性炎症,伴随着人体系统炎症因子的增加,C反应蛋白水平的升高,也是导致癌症发病的重要环节之一。炎症微环境中的白细胞生成大量活性氧和活性氮,可以产生诱变剂,如过氧化亚硝酸盐,与DNA反应导致增殖的上皮细胞和基底细胞发生突变;巨噬细胞和T淋巴细胞可以释放TNF-α和巨噬细胞游走抑制因子,加速DNA损伤。因此炎症细胞的浸润是对于加速癌变的必要以及充分条件。另外,炎症通过直接或间接的作用参与了肿瘤血管新生和肿瘤细胞生长、侵袭和转移。

因此慢性炎症与肿瘤发生之间存在相关性,可以理解为炎症的微环境是癌症的生态圈。

(张玲)

实验五 肿瘤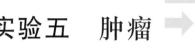

一、目的要求

（1）掌握肿瘤的一般形态与结构、异型性、肿瘤的生长和转移方式。

（2）掌握癌前病变、原位癌、早期浸润癌的概念。

（3）掌握良恶性肿瘤的区别及癌与肉瘤的区别。

（4）熟悉常见肿瘤的特点，如鳞癌、腺癌、硬癌、髓样癌、畸胎瘤、癌肉瘤等。

（5）了解肿瘤的分类及命名原则。

（6）了解肿瘤的常规及最新的病理学检查方法。

二、实验内容

（一）大体标本观察

1. 皮肤乳头状瘤　肿瘤向皮肤表面呈外生性生长，形成许多乳头状或棘状突起，基底部可呈细蒂状或较宽广，并与正常皮肤组织相连。切面见肿瘤组织与正常皮肤组织相连，近根部的乳头可见灰白色的纤维性中轴，外覆上皮组织，上皮与间质界限分明（图5-1）。

2. 皮肤鳞状细胞癌　皮肤表面附着一个蕈伞状突起物，表面呈菜花状，灰白色，质地松脆，中央区域可见溃疡。癌组织同时向深层浸润性生长，与正常组织边界不清（图5-2）。

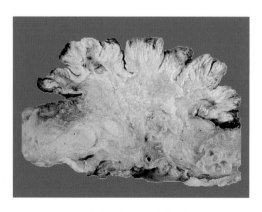

图 5-1　皮肤乳头状瘤

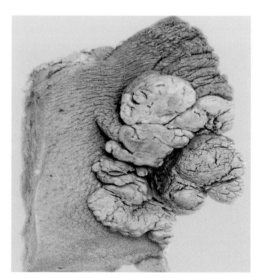

图 5-2　皮肤鳞状细胞癌

3. 纤维瘤　外观形态为结节状（呈球形），边界清楚，有完整的包膜。切面可见纵横交错的灰白色纤维束，呈旋涡状或编织状排列，瘤组织中央有变性，呈淡黄色（图5-3）。

4. 纤维肉瘤　肿瘤边界不清，外观呈分叶状，包膜不完整（假包膜）。切面呈粉红色或者灰白色鱼肉状，湿润而有光泽，不见典型的纤维条索，部分区域有黏液样变性（图5-4）。

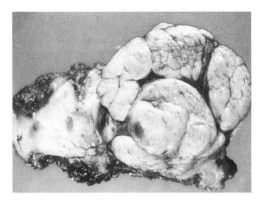

图 5-3　纤维瘤

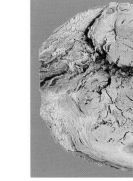

图 5-4　纤维肉瘤

5. 脂肪瘤　肿瘤呈椭圆形或分叶状,有完整的包膜。色黄、质软,有油腻感。切面呈黄白色,内有纤细的纤维结缔组织间隔,与正常脂肪组织相似(图 5-5)。

6. 脂肪肉瘤　肿瘤呈结节状或分叶状,表面常有一层假包膜,可似一般的脂肪瘤,亦可呈黏液性外观,或均匀一致呈鱼肉样(图 5-6)。

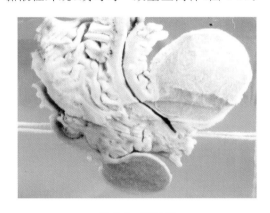

图 5-5　脂肪瘤

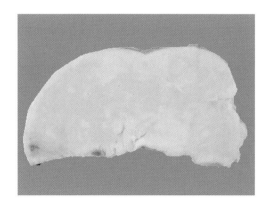

图 5-6　脂肪肉瘤

7. 子宫肌腺瘤　肿瘤位于子宫内膜下,膨胀性生长,突出于宫腔内,完全充填宫腔,有完整的包膜,切面上有多个小囊腔状结构(图 5-7)。

8. 骨肉瘤　在股骨下端,骨皮质外侧向外膨出呈梭形肿块,呈灰白色,均质,湿润,细腻,与周围软组织分界不清。其中可见与骨长轴垂直呈平行或辐射状排列的条纹(新生骨刺),并破坏了骨质及骨髓腔,有出血、坏死等病灶(图 5-8)。

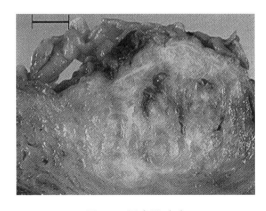

图 5-7　子宫肌腺瘤

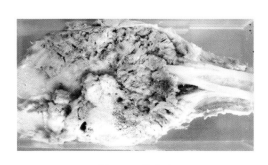

图 5-8　骨肉瘤

9. **阴茎癌** 癌肿位于冠状沟,外观形态呈灰白、干燥、菜花状,表面溃烂。切面见瘤组织呈灰白色,界限不清。呈浸润性生长,无包膜(图 5-9)。

10. **结肠癌** 肿瘤外形呈巨块状,向肠腔内突出,肠壁明显增厚,导致肠腔狭窄。狭窄部以上肠腔明显扩张。癌组织呈灰白色,质实而干燥,向肠壁各层浸润性生长,界限不清,无包膜(图 5-10)。

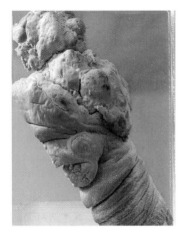

图 5-9 阴茎癌

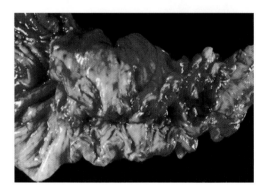

图 5-10 结肠癌

11. **肝转移癌** 此为一个胰腺癌肝转移的标本。观察可见肝脏体积增大,切面可见癌组织为多个灰白色的结节,弥漫性浸润于肝组织之中,境界清楚,与结节性肝硬化外观相似,但结节较为疏松,部分结节中央有出血性坏死。肿瘤边缘可显示环状不规则形(图 5-11)。

12. **肺转移癌** 肺各个区域呈现多个大小不一、灰白色的肿块,质地松脆,与周围组织分界清楚。这些黑色-白色的结节是转移癌的特征。肿瘤肺转移比原发肺肿瘤更常见,主要因为许多其他原发肿瘤能转移到肺部。这张图片上的肺门结节就是转移癌的结节。瘤结节通常出现在边缘,故一般不会形成大的阻塞(图 5-12)。

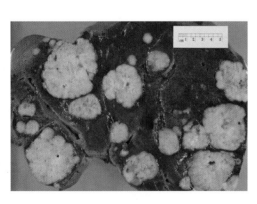

图 5-11 肝转移癌

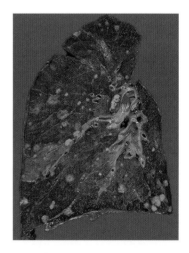

图 5-12 肺转移癌

13. **淋巴结转移癌** 可见到主动脉上下均有肿大的球形结节,大小不等,呈灰白色、质脆,部分区域有出血坏死(图 5-13)。

14. **血管瘤** 图示为皮下的海绵状血管瘤。无被膜,呈浸润性生长,与正常组织界限不清。突起部分呈暗红色或紫红色斑(图 5-14)。

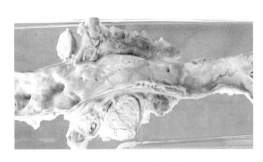

图 5-13　淋巴结转移癌

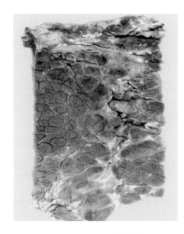

图 5-14　血管瘤

（二）组织切片观察

1. 皮肤乳头状瘤

（1）低倍镜：见肿瘤组织向皮肤表面呈外生性生长，形成许多乳头状突起，其根部常较窄，且形成蒂，与正常皮肤相连（有切片无正常皮肤，全为纵切或横切之肿瘤组织）。实质为增生的鳞状上皮，间质为血管和纤维组织（图 5-15）。

（2）高倍镜：见乳头表层被覆复层鳞状上皮。上皮的层次、排列以及细胞的形态都近似于正常皮肤之鳞状上皮，细胞无明显异型性，但存在组织结构的异型性，即向表面呈外生性生长并形成乳头结构。每个乳头均由含小血管的结缔组织（间质）构成其轴心。乳头状结构纵切时间质呈分枝状，横切时间质则被鳞状上皮环包在中央（图 5-16）。

（3）诊断要点：乳头状瘤间质由含小血管的结缔组织构成乳头的轴心，其表面覆盖增生的鳞状上皮。细胞形态、排列层次、极向性与正常组织相似。

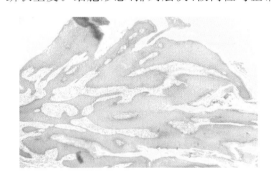

图 5-15　皮肤乳头状瘤（低倍镜）

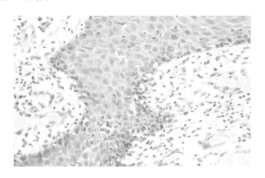

图 5-16　皮肤乳头状瘤（高倍镜）

2. 皮肤鳞状细胞癌

（1）低倍镜：癌组织形成不规则或小团块状、条索状细胞集团（即癌巢），癌巢（实质）周围有结缔组织性间质，实质与间质分界清楚。间质内有淋巴细胞及少量其他炎症细胞浸润（图 5-17）。

（2）高倍镜：癌细胞呈巢状排列，异型性明显，较多核裂，向真皮及深部浸润。分化好者，癌巢中央可出现角化珠（层状的角化物），癌细胞间可见细胞间桥；分化差者，无角化珠，细胞间桥少或无（图 5-18）。

（3）诊断要点：癌细胞呈条索状、团块状，排列成巢。分化较好的可以见到癌珠。

3. 基底细胞癌

（1）低倍镜：表皮底部皮肤呈现团块状、条状分布的癌组织。间质可见到纤维结缔组织和

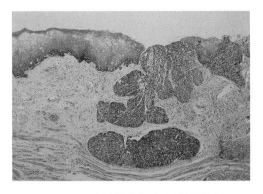

图 5-17　皮肤鳞状细胞癌(低倍镜)

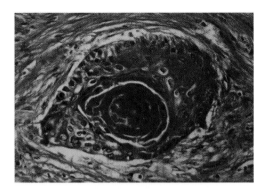

图 5-18　皮肤鳞状细胞癌(高倍镜)

淋巴细胞浸润(图 5-19)。

(2)高倍镜:癌细胞为基底细胞来源,细胞排列密集成巢状或团块状。胞质深染,胞核大小不等,呈圆形或异形,核分裂象可见(图 5-20)。

(3)诊断要点:癌巢主要由浓染的基底细胞样的癌细胞构成。

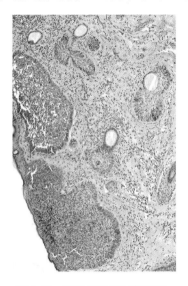

图 5-19　基底细胞癌(低倍镜)

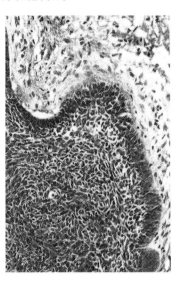

图 5-20　基底细胞癌(高倍镜)

4. 移行细胞癌

(1)低倍镜:癌组织大多呈乳头状结构。乳头纤维脉管束细,表明被覆有异常增生的移行细胞。细胞层次增多,临近乳头相互黏着(图 5-21)。

(2)高倍镜:癌细胞分化程度不一,分化高的区域,细胞形态与正常膀胱移行上皮相似;分化差的部分,细胞大小、形态不一,排列紊乱,极性消失,核分裂象多见(图 5-22)。

(3)诊断要点:癌细胞似移行上皮,呈多层排列,异型性明显。

5. 肠腺癌

(1)低倍镜:癌细胞排列成腺管状,大小不等,形状不一,排列不规则,腺体极性消失。瘤细胞多层排列(图 5-23)。

(2)高倍镜:癌细胞呈立方形,大小不一,形态各异,排列紊乱,核大深染,病理性核分裂象多见。癌组织间有纤维间隔。管腔内可见坏死脱落的癌细胞(图 5-24)。

(3)诊断要点:肿瘤由大小不等、形态不一的腺体组成。呈浸润性生长;癌细胞异型性明显,颜色深染,可见到病理性核分裂象。

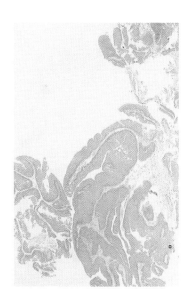

图 5-21 移行细胞癌(低倍镜)

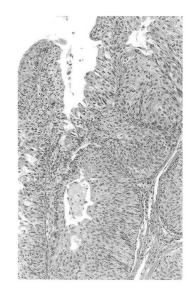

图 5-22 移行细胞癌(高倍镜)

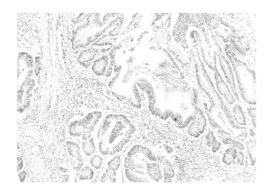

图 5-23 肠腺癌(低倍镜)

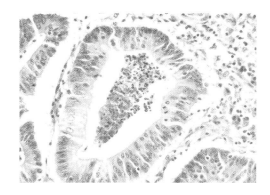

图 5-24 肠腺癌(高倍镜)

6. 纤维瘤

(1)低倍镜:瘤组织包膜完整,瘤细胞呈栅栏状,成束的胶原纤维及增生的瘤细胞呈编织状排列(图 5-25)。

(2)高倍镜:瘤细胞分化较好,似正常纤维细胞,呈长梭形,核狭长呈柳叶状、两端尖,胶原纤维多少不等,瘤细胞呈纵横交错束状排列,其中有厚壁小血管(图 5-26)。

(3)诊断要点:瘤组织的胶原纤维排成束状,相互编织,纤维间含有细长的纤维细胞。

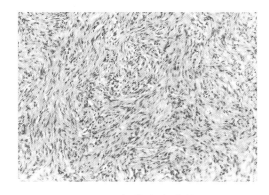

图 5-25 纤维瘤(低倍镜)

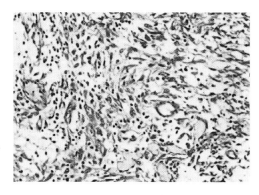

图 5-26 纤维瘤(高倍镜)

NOTE

7. 纤维肉瘤

(1) 低倍镜:瘤细胞排列紊乱,有些呈束状,与间质弥漫混杂,不形成癌巢。间质内血管较丰富(图 5-27)。

(2) 高倍镜:瘤细胞体积大,多为圆梭形或不规则形,核大,有巨核、双核和奇异形核,染色深,大小不一,核分裂象多见,还可见瘤巨细胞(图 5-28)。

(3) 诊断要点:分化好的纤维肉瘤瘤细胞多呈梭形,异型性小,与纤维瘤有些相似;本标本为分化较差的纤维肉瘤,有明显的异型性,核膜不规则增厚,核分裂象多见。

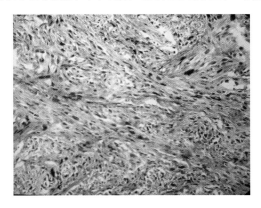
图 5-27 纤维肉瘤(低倍镜)

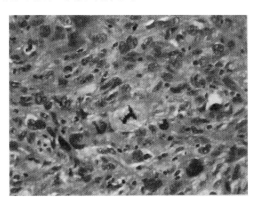
图 5-28 纤维肉瘤(高倍镜)

8. 平滑肌瘤

(1) 低倍镜:瘤实质由形态较一致的长梭形瘤细胞所构成,呈纵横交错排列,间质为少许血管和疏松结缔组织(图 5-29)。

(2) 高倍镜:瘤细胞因切向不同形态各异,细胞核呈长杆状,两端略钝圆,胞质红染。梭形细胞,呈编织状排列;杆状核,两端钝圆,核分裂象少见(图 5-30)。

(3) 诊断要点:周围组织分界清楚,瘤细胞分化较好,成束状排列,纵横交织,呈编织状,细胞排列比较紧密。

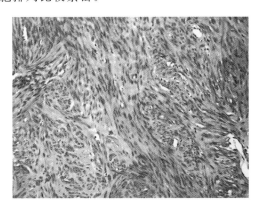
图 5-29 平滑肌瘤(低倍镜)

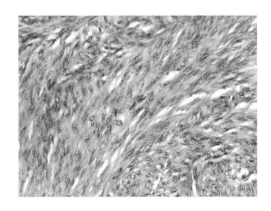
图 5-30 平滑肌瘤(高倍镜)

9. 平滑肌肉瘤

(1) 低倍镜:瘤细胞较平滑肌瘤更密集,排列更紊乱,弥漫分布,纵横交织呈束状或旋涡状(图 5-31)。

(2) 高倍镜:瘤细胞较大,呈梭形或椭圆形,异型性明显(核大、深染,可见较多的病理性核分裂象)(图 5-32)。

(3) 诊断要点:瘤细胞的异型性明显,表现为:细胞体积较大,大小形态不一;核大,大小形态不一,可见核深染,核膜增厚,核仁增大;核分裂象多见,可见病理性核分裂象;胞质嗜碱性。

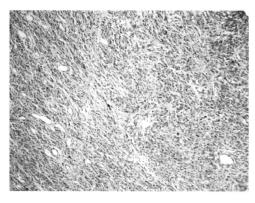
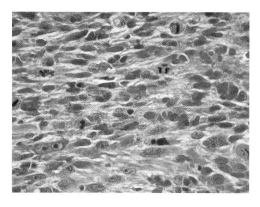

图 5-31 平滑肌肉瘤(低倍镜)	图 5-32 平滑肌肉瘤(高倍镜)

10. 脂肪瘤

(1) 低倍镜:在低倍镜下,小肠脂肪瘤和黏膜界限很清,瘤组织表面有纤维组织包膜。这个瘤分化良好,只表现为局限性肿块,瘤细胞类似脂肪细胞,很难和正常脂肪组织区分开(图 5-33)。

(2) 高倍镜:瘤细胞分化程度高,间质为少量的纤维组织与血管。高倍镜下,从这个脂肪瘤很容易观察到良性瘤和起源组织的相似性(图 5-34)。

(3) 诊断要点:瘤细胞与成熟脂肪细胞高度相似,分化好,但形状多呈多边形,有包膜。

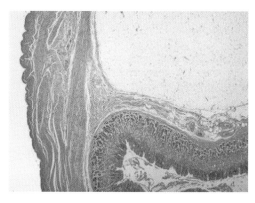
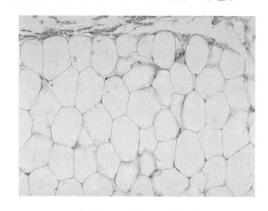

图 5-33 脂肪瘤(低倍镜)	图 5-34 脂肪瘤(高倍镜)

11. 脂肪肉瘤

(1) 低倍镜:瘤细胞形态多种多样,可见分化差的星形、梭形、小圆形或呈明显异型性和多形性的脂肪母细胞(图 5-35)。

(2) 高倍镜:胞质内可见多少和大小不等的脂滴空泡,也可见分化成熟的脂肪细胞,故能够很好判断组织来源。间质有明显黏液性基质和血管网形成,可见大而畸形的成脂细胞(图 5-36)。

(3) 诊断要点:瘤细胞大小差异较大,间质较正常脂肪组织和脂肪瘤多。

12. 骨肉瘤

(1) 低倍镜:肿瘤组织由异型性明显的瘤细胞及残乱的骨小梁及骨样组织构成。骨样基质染成均质红色,其中可见大量肿瘤细胞,骨小梁内及其边缘均有瘤细胞。其中蓝色深染的为钙化的骨组织(图 5-37)。

(2) 高倍镜:肉瘤细胞呈梭形、多边形、圆形或椭圆形。胞质多少不等。核形态多样,大小不等,深染,核分裂象易见。常见瘤巨细胞及多核瘤巨细胞。还可见骨样基质和钙化点(图 5-38)。

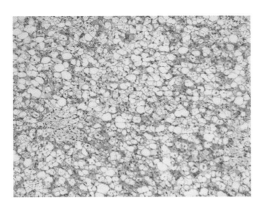

图 5-35　脂肪肉瘤(低倍镜)

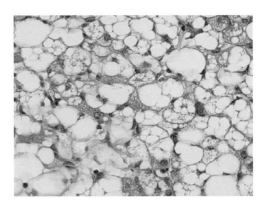

图 5-36　脂肪肉瘤(高倍镜)

（3）诊断要点:瘤细胞可直接形成片状的肿瘤性骨样组织或骨组织,是诊断骨肉瘤的最重要的组织学结构。

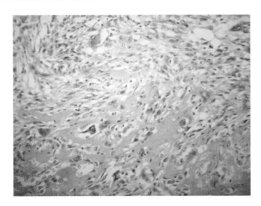

图 5-37　骨肉瘤(低倍镜)

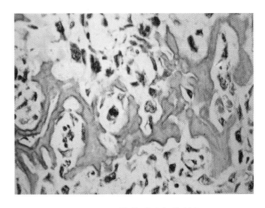

图 5-38　骨肉瘤(高倍镜)

13. 恶性黑色素瘤

（1）低倍镜:黑色素细胞异常增生,在表皮内或表皮-真皮界处形成一些细胞巢。瘤细胞排列成巢状、腺泡状或片状结构,大小不一,并可互相融合(图 5-39)。

（2）高倍镜:巢内黑色素细胞的大小与形状,以及核的形状存在着不同程度的变异。细胞异型性明显,核仁大,核分裂象多,有黑色素沉着(图 5-40)。

（3）诊断要点:瘤细胞内含有黑色素沉着。

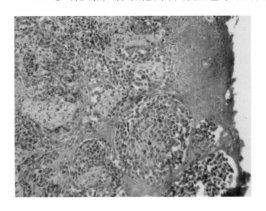

图 5-39　恶性黑色素瘤(低倍镜)

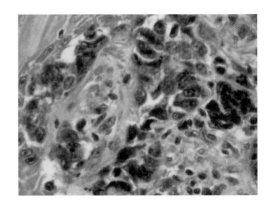

图 5-40　恶性黑色素瘤(高倍镜)

14. 畸胎瘤

（1）低倍镜:镜下可见整个切片有上皮组织、软骨及肌组织等组织成分。囊腔内可见粉染无结构的条索状物(图5-41)。

(2)高倍镜:囊壁内衬以多种组织。上皮组织呈圆形腺管样分布。软骨组织呈片状分布。肌组织呈片状或索块状(图5-42)。

(3)诊断要点:可见到多种组织。

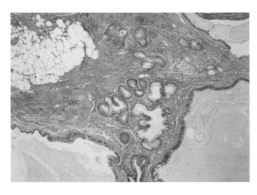

图 5-41 畸胎瘤(低倍镜)

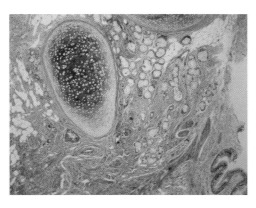

图 5-42 畸胎瘤(高倍镜)

15. 海绵状血管瘤

(1)低倍镜:可见瘤组织由大片薄壁血腔构成,血腔大小不等,腔内充满血液。血腔间有少量纤维组织分隔。瘤组织无包膜,与正常组织无明显分界(图5-43)。

(2)高倍镜:毛细血管管壁厚薄不一,血腔由扁平内皮细胞被覆,增生的内皮细胞核肥大,异型性不明显(图5-44)。

(3)诊断要点:肿瘤由大量扩张的毛细血管组成,毛细血管内有大量的红细胞。

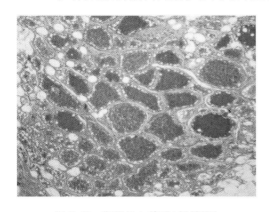

图 5-43 海绵状血管瘤(低倍镜)

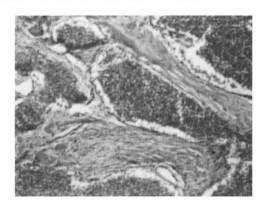

图 5-44 海绵状血管瘤(高倍镜)

三、临床病理讨论

病例 5-1

病例 5-1

【病史摘要】

患者,男,37岁,某厂技术员。于2002年12月初开始咳嗽,随后,咳嗽加剧伴有气喘,晚上不能平卧。经用青霉素、链霉素治疗,病情无缓解,X线检查考虑为亚急性血行播散型肺结核,于2003年1月10日入院。入院后经大量抗结核药物及抗感染药物治疗无效,且病情迅速恶化,于1月17日死亡。

【尸检摘要】

病理解剖发现肝右叶横膈面有约黄豆大、灰白色、圆形结节;切面灰白色,与周围正常肝组织分界清楚;胰头部有约一鸡蛋大、灰白色肿块;胃壁近幽门端有5 cm×3 cm大小的片块状不规则增厚,切面灰白,较硬;肠系膜、腹主动脉旁、盆腔壁等处均有散在蚕豆大小至绿豆大小的灰白色结节;有少量腹腔积液;两侧肺脏与胸壁有广泛性粘连,肺切面见有约粟粒大、绿豆大或黄豆大灰白色结节,两肺呈广泛性均匀分布,肺门及气管旁淋巴结肿大,切面为灰白色。显微镜检查:见胃壁病损处正常结构消失,各层见有大小不等的实性细胞团,部分形成腺样结构,瘤细胞异型性显著,核分裂象易见。肝组织中有多个由异型上皮细胞组成的细胞团,与周围肝组织分界清楚。这些细胞大小不等,形态各异,核深染,核分裂象易见,有的胞质中含有黏液,有的瘤细胞形成腺样结构。胰腺间质内、胰旁纤维脂肪组织内、肠系膜纤维脂肪组织内、腹主动脉旁、盆壁、肺组织内、肺门淋巴结内等处均可见到呈巢状的瘤细胞团,其瘤细胞特点与胃壁内所见者相似。

【讨论题】

1. 根据镜下描述,本例恶性肿瘤是癌还是肉瘤? 其原发部位在哪个器官? 为什么?

2. 本例肿瘤是如何扩散的?

病例 5-2

病例 5-2

【病史摘要】

患者,男,56岁,农民,发现左颈外上部肿块2个月,生长较快,无红、热、痛,患者无发热、咳嗽,数月前曾出现过鼻涕带血、耳鸣等症状。

体格检查:肿块位于左胸锁乳突肌上段前缘,大小约4.5 cm×3 cm×3 cm,边界欠清楚,不活动,无压痛,质地硬,其周围可扪及2个黄豆大小结节,活动,质地稍硬。右颈部、双侧锁骨上均未扪及肿大淋巴结,甲状腺无肿大及结节。实验室检查:血清 VCA-IgA 阳性。

【讨论题】

1. 该患者最可能患有何种疾病? 还需做哪些检查以便确诊?

2. 对所出现的临床表现给出合理的解释。

3. 还应与哪些可能出现颈部肿块的疾病鉴别? 鉴别要点是什么?

四、思考与提高

1. 在肿瘤和机体的相互影响中,哪些表现可以作为诊断肿瘤的辅助依据?

2. 有人说"肿瘤的良恶性是相对的",这句话是否妥当? 试举例加以说明。

3. 对于体表肿瘤,如果单纯通过询问病史和体格检查,如何初步确定它的良恶性?

4. 原发性肿瘤与转移性肿瘤有何异同点?

5. 根据食管或胃的正常组织学结构,推断可能会发生哪些良、恶性肿瘤。

6. 什么是肿瘤的异型性? 试以纤维瘤及纤维肉瘤的镜下观来比较其异型性。

7. 一位吸烟多年的男性患者,近月来咳嗽咳痰,有时痰带血丝,X线检查显示右肺门处有一边界清楚的阴影,为了进一步明确诊断,你认为还要做哪些检查?

8. 比较皮肤乳头状瘤、鳞癌Ⅰ级、鳞癌Ⅱ级之间的不同点。

五、最新进展

(一) 质子和重离子放疗——治疗肿瘤的最新利器

现如今,外科治疗、化学治疗和放射治疗已经成为肿瘤治疗的三大主要手段。机器人手术

（微创）、生物靶向治疗、免疫治疗以及质子和重离子放疗等新兴技术的应用，为肿瘤治疗领域不断注入"强心剂"，也让无数肿瘤患者得益于医学技术的进步。

放射治疗，作为一种经典的肿瘤物理治疗手段，已有100多年的历史，目前最常见的放射治疗技术有：立体适形放疗（3DCRT）和调强放疗（IMRT）。大约有70%的肿瘤患者在其病程的某一阶段需要接受放射治疗，可以说，放射治疗已经成为肿瘤治疗不可或缺的手段之一。而质子和重离子放疗的出现，使得现代放射治疗又迈入了一个崭新的发展时代。此前常用的放射治疗，使用的是X线，也就是电子线；而质子和重离子放疗，则使用质子线或重离子线，射线的粒子质量更大，对肿瘤的杀灭效应也更为强大。质子，是氢原子失去一个电子的粒子；重离子，是碳、氖、硅等原子量较大的原子失去一个或几个电子后的粒子。目前肿瘤放疗界普遍认为质子和重离子放疗通过集成高能物理、加速器制造、计算机、自动控制等新技术应用于肿瘤的影像成像、放疗计划、实施和质量控制，使肿瘤放疗的精确性达到当今最高水平，既能有效杀灭肿瘤细胞，又能最大限度保护周围健康组织，具有精度高、疗程短、疗效好、副作用小等优势。常规放疗的射线是光子（如高能X射线、^{60}Co射线等），在穿透人体组织后能量会大量衰减，既影响了肿瘤靶区剂量分布，也导致周围组织会受到较大辐射损伤。而质子和重离子射线在进入人体的过程中剂量释放很少，但到达肿瘤靶区时能量全部释放，形成所谓的Bragg峰，类似于在肿瘤区域进行"立体定向爆破"，即肿瘤靶区接受了较大放射剂量，而周围组织的损伤则降到最低。其中重离子放疗使用的是比质子具有更高能量的粒子射线（目前最常用的是碳离子），能有效杀灭乏氧的或放疗抵抗的肿瘤细胞，并且对各个细胞周期的肿瘤细胞都具有杀伤作用。以上这些优势，使得质子、重离子治疗尤为适合年龄大、不耐受手术、合并并发症或对自身生活质量要求较高的患者。

（二）癌细胞的扩散需要依靠脂肪酸

科学家们在老鼠身上发现负责扩散癌症的细胞有一个很大的缺陷：那就是他们需要特定的脂肪。目前一研究小组正在试图阻止这类细胞获取脂肪，这样可以防止老鼠体内癌症扩散，如果成功的话，就可以用于人体，因为癌症扩散是患癌患者最大的死因。

如今，科学家们正致力于研究癌细胞是如何以及为何能迅速分解遍及全身的。根据《科学预警》的登载，糖可以促进癌细胞扩散，然而，如今早期的研究显示，之前的观察结果完全不正确，脂肪才是癌细胞扩散的元凶。这一理论得到了进一步的证实，科学家们通过患有口腔癌的小白鼠，发现癌细胞的扩散需要依靠脂肪酸，比如棕榈酸。他们发现转移细胞对成为CD36的受体高度活跃，这是有助于吸收油脂的蛋白质。这种蛋白质浓度越高，患者的治疗效果越差，因此研究小组决定阻挡住这一受体，观察会发生什么。

好消息是，癌细胞停止转移了，坏消息是无法阻止原发性肿瘤的形成。研究人员称，转移细胞确实是依靠某种特定的脂肪酸，然而为什么阻止CD36会有如此显著的效果仍不得而知。无论如何，这一研究证明了在老鼠身上的有效性，阻隔CD36可以消灭15%恶性肿瘤细胞扩散，已经扩散的细胞中有80%开始萎缩。喂食高脂肪食物的小白鼠，淋巴结和肺部的肿瘤变大，普通喂食的小白鼠则不然。当然，这一研究只是人体癌细胞在老鼠身上的反应，并没有确切的保证其在人类体内的状况，因此没有人愿意舍弃每日高脂肪的食物，毕竟患者需要能量来维持体力。目前，该小组正在奋力研究可以植入人体内的CD36抗体，预计在五年之内可以进行测试。

（李晓勇）

实验六　心血管系统疾病

一、目的要求

(1) 掌握动脉粥样硬化和冠心病的基本病变与后果。
(2) 掌握高血压病的基本病变特点及其对心、脑、肾的影响。
(3) 掌握风湿病的基本病变和风湿性心内膜炎的病变特点。
(4) 掌握慢性心瓣膜病的病变特点并理解其临床表现。
(5) 熟悉感染性心内膜炎的病变特点。
(6) 了解心肌炎、心肌病的病变特点。

二、实验内容

(一) 大体标本观察

1. 主动脉粥样硬化　主动脉一段,可见大量不规则、片块状、灰黄色斑块,明显隆起于内膜表面,有的斑块表面破溃形成溃疡。斑块在肋间动脉开口处多见(图6-1)。

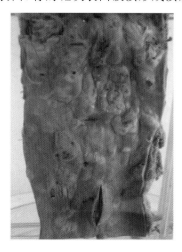

图 6-1　主动脉粥样硬化(粥样斑块)

2. 冠状动脉粥样硬化　冠状动脉开口于主动脉窦内,于冠状动脉开口处见淡黄色斑块隆起于内膜表面,使冠状动脉开口狭窄(图6-2)。

3. 大脑基底动脉粥样硬化　大脑基底动脉不规则增粗,管壁厚薄不均,透过血管外膜可见到灰黄色或灰白色的粥样斑块,切面见斑块向管腔内突出,致动脉管腔狭窄(图6-3)。

4. 心肌梗死　多数标本梗死部位在近心尖的左心室前壁及室间隔的前2/3处,但也可更为广泛。梗死区心壁明显变薄,梗死灶形状呈不规则地图状,大小不等,因缺血或纤维化呈灰黄色或灰白色,梗死区与正常组织交界处可见充血出血带,部分标本由于伴有出血而呈黑色(固定标本)(图6-4)。

5. 高血压性心脏病　心脏体积增大,重量增加,心尖稍钝圆。左心室壁明显增厚,乳头肌、肉柱增粗,心腔不扩张,呈向心性肥大(图6-5)。

6. 原发性颗粒性固缩肾　肾脏体积缩小,重量减轻,表面呈现细颗粒状(图6-6)。切面肾皮质变薄,皮、髓质分界不清,小动脉壁增厚变硬,呈哆开状态,肾盂黏膜光滑,肾门脂肪含量增加(图6-7)。

7. 高血压性脑出血　大脑切面见左侧内囊区有一处暗红色出血灶,出血区域的脑组织被完全破坏,形成囊腔,其内充满坏死的脑组织和血凝块(图6-8)。

8. 风湿性心内膜炎　二尖瓣闭锁缘上可见一排米粒大小的疣状赘生物,串珠状,半透明,略带白色(有的标本中赘生物可互相融合),与瓣膜附着牢固,不易脱落。二尖瓣瓣膜仍较薄,未变形,仅在赘生物附着处轻度增厚(图6-9)。

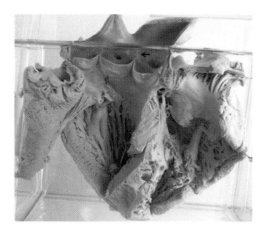

图 6-2 冠状动脉粥样硬化

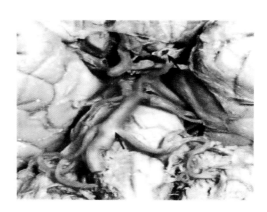

图 6-3 大脑基底动脉粥样硬化

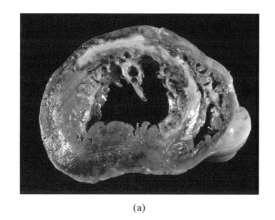

(a)　　　　　　　　　　　　　　　　(b)

图 6-4 心肌梗死

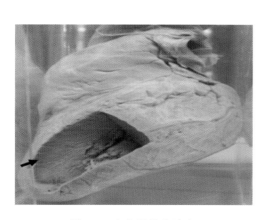

图 6-5 高血压性心脏病

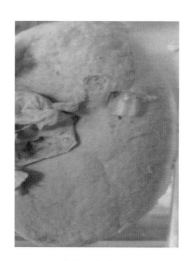

图 6-6 原发性颗粒性固缩肾(表面)

9. 亚急性感染性心内膜炎 二尖瓣或主动脉瓣膜上可见黄褐色或灰棕色的赘生物,呈息肉状、鸡冠状或扁平状,大小不等,质地松脆,易脱落(图 6-10),赘生物附着在瓣膜对向血流的一面。瓣膜可见变形、增厚、穿孔或有溃疡形成,相应的心腔扩张,心壁肥厚。

10. 慢性风湿性心瓣膜病 二尖瓣纤维性增厚、变形、无光泽、质硬、无弹性,瓣膜联合处相互粘连,二尖瓣口径变小,此为二尖瓣狭窄(图 6-11)。从心房向心室方向看去,可见二尖瓣

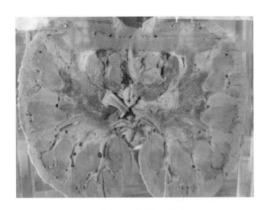

图 6-7　原发性颗粒性固缩肾(切面)

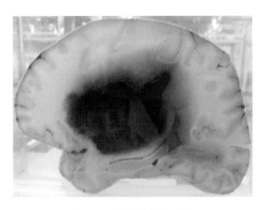

图 6-8　高血压性脑出血

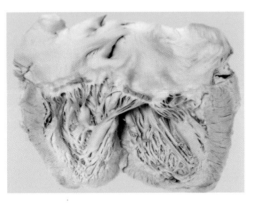

图 6-9　风湿性心内膜炎

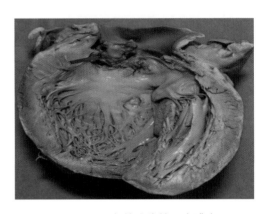

图 6-10　亚急性感染性心内膜炎

口径高度狭窄,呈鱼口状或裂隙状,自瓣膜环往下则呈漏斗状。左心房内膜见纤维化增厚而变得粗糙,尤以左心房后壁显著,称为 McCallum 斑。左心室可轻度缩小。有的标本二尖瓣的腱索明显增粗、缩短,将瓣叶往下拉,瓣膜增厚、卷曲、变形,当心室收缩时,二尖瓣不能完全关闭,此为二尖瓣关闭不全。左心房、左心室均可见一定程度的扩张,随着病情发展,右心房、右心室也扩张,整个心脏呈球形。

　　11. 扩张性心肌病　心脏肥大,重量增加,可达 500 g 以上。心室和心房均明显扩张,心脏呈球形,心尖钝圆(图 6-12)。心室壁略增厚或正常,两心室内膜可增厚、纤维化,心室和心房内可有附壁血栓形成。晚期,由于心腔高度扩张,瓣膜环随之扩张,常导致二尖瓣和三尖瓣相对关闭不全。

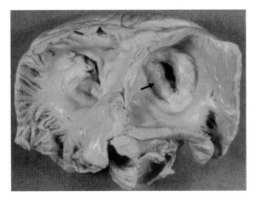

图 6-11　二尖瓣狭窄

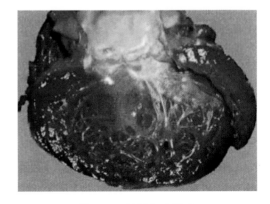

图 6-12　扩张性心肌病

　　12. 肥厚性心肌病　心脏体积增大,重量增加。双心室壁明显肥厚,心腔缩小。室间隔肥厚显著,超过左心室游离壁,明显突向左心室,致使左心室腔及其流出道狭窄(图6-13)。

13. **克山病** 心脏体积增大,重量增加,外观上近球形,两侧心室均扩张,以左心室为甚。扩张的心室肌壁变薄,乳头肌、肉柱变扁平。心壁切面上,尤其在心肌内层,可见散在的灰白色条索状或片块状瘢痕灶,略有凹陷,心室壁可有附壁血栓(图6-14)。

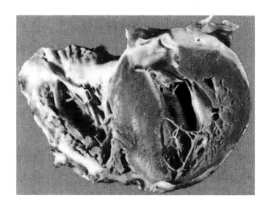

图 6-13 肥厚性心肌病

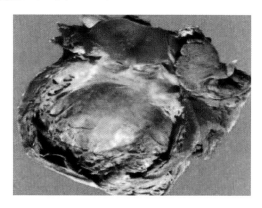

图 6-14 克山病

(二)组织切片观察

1. 主动脉粥样硬化

(1)低倍镜:主动脉内膜局部增厚,增厚的内膜表面纤维组织增生,并发生玻璃样变性(呈均质伊红色),此为纤维帽。纤维帽下见一片淡伊红色无结构的坏死物质,其中散在许多菱形、斜方形的针状裂隙(为胆固醇结晶在制片时被溶去后留下的空隙)。坏死物内尚可见染成蓝紫色的钙盐颗粒或团块(图6-15)。

(2)高倍镜:坏死物内可见泡沫细胞,泡沫细胞的胞质丰富、透亮,内含脂质空泡,细胞核位于细胞中央或偏向一侧。动脉中膜萎缩变薄(图6-16)。

(3)诊断要点:①内膜表面纤维组织增生,玻璃样变性;②内膜深层内为大量坏死物,可见胆固醇结晶;③内膜底部和边缘可见肉芽组织增生,外周可见少许泡沫细胞;④中膜不同程度萎缩。

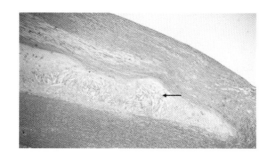

图 6-15 主动脉粥样硬化(低倍镜)

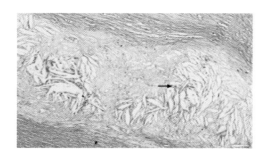

图 6-16 主动脉粥样硬化(高倍镜)

2. 冠状动脉粥样硬化

(1)低倍镜:冠状动脉内膜部分增厚,呈半月形向管腔突出,表层纤维组织增生,呈玻璃样变性,其下见淡伊红色无结构的粥样斑块,中膜平滑肌可见轻度萎缩。

(2)高倍镜:粥样斑块内可见胆固醇结晶,合并有无定形的、蓝染的钙盐沉着,斑块内亦可见泡沫细胞。

(3)诊断要点:①内膜增厚、纤维化;②内膜下见粥样斑块。

3. 心肌梗死

(1)低倍镜:梗死灶为凝固性坏死,呈不规则地图状,有少量炎症细胞浸润。

(2)高倍镜:①梗死灶心肌体积小,染色深,核消失;②梗死区周边残留心肌细胞水肿,淡染;③间质炎症细胞浸润;④2周后梗死区心肌细胞溶解吸收并有肉芽组织增生,最终由瘢痕组织取代。

(3)诊断要点:①梗死区深染,细胞核消失,继而心肌细胞溶解;②后期梗死区为肉芽组织、瘢痕组织取代(图6-17)。

4. 高血压病患者的肾脏

(1)低倍镜:部分肾小球萎缩、纤维化、玻璃样变性,所属肾小管也萎缩或消失。部分肾小球体积增大,所属肾小管管腔扩张,腔内可见红染的蛋白管型。间质见纤维组织增生和淋巴细胞浸润。

(2)高倍镜:萎缩肾单位旁的肾入球小动脉管壁增厚、管腔狭窄,呈均质红染的玻璃样变性。弓形动脉及小叶间动脉内膜胶原纤维及弹力纤维增生,管壁增厚呈洋葱皮样,管壁增厚,管腔狭窄。

(3)诊断要点:①肾细小动脉内膜增厚;②部分肾单位萎缩、纤维化;③部分肾单位代偿性肥大(图6-18)。

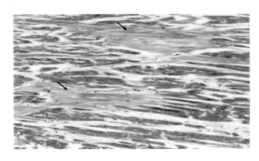
图6-17 心肌梗死(镜下)

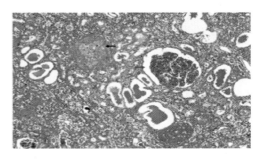
图6-18 高血压病患者的肾脏(镜下)

5. 风湿性心肌炎

(1)低倍镜:心肌间质特别是小血管周围可见若干椭圆形、梭形或不规则的结节状病灶,即为风湿小体。心肌间质充血、水肿,心肌纤维排列疏松(图6-19)。

(2)高倍镜:风湿小体中央为伊红染色、絮状、无结构的物质,此为纤维素样坏死,其周围见许多风湿细胞(Aschoff细胞)。风湿细胞体积大,为梭形或多边形,细胞质丰富,略带嗜碱性。细胞核大,核仁明显,核膜清楚,染色质集中于核的中央,有细丝状放射至核膜,故细胞核的横切面形态似枭眼状,纵切面形态似毛虫状。风湿细胞可为双核或多核(Aschoff巨细胞)。风湿小体最外层有少量淋巴细胞、单核细胞及浆细胞浸润(图6-20)。

(3)诊断要点:①心肌间质小血管旁,形成具有特征性的风湿小体;②风湿小体由风湿细胞、纤维素样坏死及少量炎症细胞构成。

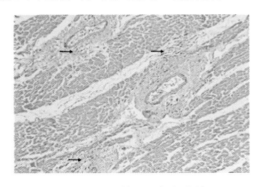
图6-19 风湿性心肌炎(低倍镜)

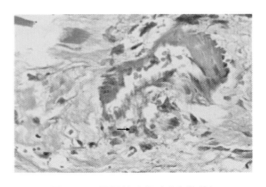
图6-20 风湿性心肌炎(高倍镜)

6. 亚急性感染性心内膜炎

（1）低倍镜：心瓣膜损伤，瓣膜上附着一巨大赘生物，赘生物由一片伊红色的血小板和纤维素构成，其内含有大量蓝紫色颗粒状的细菌菌落。

（2）高倍镜：赘生物底部的心瓣膜内可见大量淋巴细胞、单核细胞及少量中性粒细胞浸润，并见肉芽组织增生。

（3）诊断要点：①心瓣膜上形成赘生物；②赘生物成分为血小板、纤维素、细菌菌落、炎症细胞和少量坏死组织（图 6-21）。

7. 克山病

（1）低倍镜：心肌内出现灶性坏死，坏死灶大小不一，散在分布。还可见若干陈旧性瘢痕灶。

（2）高倍镜：病变区心肌细胞坏死、溶解，周围肌纤维肿胀（图 6-22）。瘢痕区可见纤维组织增生。

（3）诊断要点：①心肌纤维灶性坏死；②瘢痕形成。

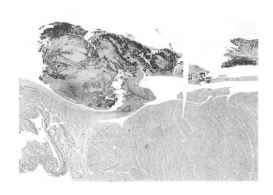

图 6-21 亚急性感染性心内膜炎（镜下）

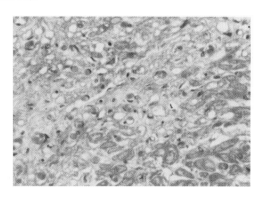

图 6-22 克山病（镜下）

8. 病毒性心肌炎

（1）低倍镜：心肌间质内弥漫性炎症细胞浸润，部分心肌细胞坏死。

（2）高倍镜：炎症细胞以淋巴细胞和单核细胞为主，病变区见部分心肌细胞坏死、消失。

（3）诊断要点：①心肌细胞坏死；②心肌间质有弥漫性以淋巴细胞为主的炎症细胞浸润（图 6-23）。

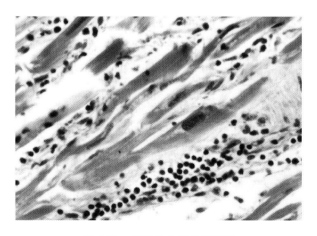

图 6-23 病毒性心肌炎（镜下）

三、临床病理讨论

病例 6-1

【病史摘要】

患者,女,25岁,以"心悸、气急、不能平卧1年,症状加重1周"为主诉入院。患者幼年时扁桃体常发炎发热,10年前出现两膝及右肘关节疼痛、肿胀,反复发作,伴发热。1年前出现活动后心慌、气喘,不能平卧。1周前出现咳嗽,咳粉红色泡沫痰,呼吸困难,被迫采取端坐位,故来院治疗。

体检:体温38.5℃,脉搏150次/分,呼吸35次/分,血压110/55 mmHg,唇、指甲青紫,颈静脉怒张,心浊音界向左侧明显扩大,心尖部闻及明显的收缩期吹风样杂音和比较响亮的舒张期隆隆样杂音,两肺底部大量湿啰音。腹部平软,肝右肋下3 cm,剑突下4 cm,肝颈静脉回流征(+),无移动性浊音,双下肢凹陷性水肿。

实验室检查:白细胞$5.0×10^9$/L,中性粒细胞0.81,淋巴细胞0.17,红细胞沉降率45 mm/h(正常值0~20 mm/h),抗"O"800 U(正常值<400 U)。

X线检查:心影呈球形扩大。

治疗经过:入院后用青霉素、利尿剂及糖皮质激素治疗,临床症状得不到有效的控制,最后心电图显示心室颤动,经输氧、除颤及心腔内注射肾上腺素等,抢救无效死亡。

【尸检摘要】

心:约为死者拳头两倍大,重380 g(正常250 g),外观近似球形,心尖钝圆,各心腔均扩张。二尖瓣闭锁缘可见几个粟粒大灰白色半透明赘生物,与瓣膜粘连较牢。二尖瓣瓣膜增厚、卷曲、短缩,瓣叶之间粘连,形成鱼口样外观。镜下,赘生物主要由血小板和纤维蛋白构成。左心室心肌间可见纤维蛋白样坏死,并见多数圆形或椭圆形细胞聚集,胞质略嗜碱性,核膜清晰,染色质集中于核的中心,尚有少量淋巴细胞及单核细胞浸润。

肝:体积增大,边缘钝圆,包膜紧张,切面见红黄相间的花纹,镜下见肝小叶中央静脉及附近肝血窦扩张,充满红细胞,肝细胞索变窄,肝小叶周边部分肝细胞脂肪变性。

肺:体积增大,色暗红,轻轻挤压各肺叶切面,可见泡沫样液体流出。镜下见肺泡壁血管扩张淤血,肺泡腔内见较多淡粉染的水肿液及红细胞。

体腔:左侧胸腔有600 mL淡黄色、半透明液体,腹腔内有性质相同液体400 mL,心包腔内有类似液体25 mL。

双下肢肿胀,压之有凹陷。

【讨论题】

1. 根据病史及尸检资料,做出病理诊断并说明诊断依据。

2. 分析本病例的发生、发展过程及患者死亡原因。

3. 从病理学的角度解释相关临床症状和体征是如何产生的。

病例 6-2

【病史摘要】

患者,男,68岁,以"心前区疼痛3天"为主诉入院。3天前上楼时突感心前区剧痛,并向左肩、左上肢放射,全身出冷汗,伴恶心、呕吐,经服止疼药、休息1 h后缓解。次日早晨进餐后心前区疼痛又发作,持续不缓解,并出现心慌、气短、咳嗽,有粉红色泡沫状血性痰咳出,不能平卧,立即叫急救车来院诊治。

体检:患者神志清楚,气急,高枕卧位,体温正常,脉搏 130 次/分,血压 60/40 mmHg,皮肤湿冷,口唇发绀,心律齐,两肺散在湿啰音,心尖部第一心音明显减弱,余无特殊体征。

实验室检查:白细胞总数为 13×10⁹/L,分类正常,血胆固醇 330 mg/dL(正常为 110～230 mg/dL),乳酸脱氢酶 800 U(正常为 150～450 U),谷草转氨酶 150 U(正常为 10～80 U)。心电图显示冠状动脉供血不足。

治疗经过:入院后给予吸氧、止痛、纠正休克治疗,病情一度好转,入院第 3 天午餐饱食后又感心前区疼痛伴呼吸急促,咳粉红色泡沫痰,经抢救无效死亡。

【尸检摘要】

心脏冠状动脉左前降支见一半月形斑块,灰黄色、粥糜样,斑块表面见一暗红色凝血块,与血管壁粘连紧密,管腔几乎闭塞。左心室前壁及室间隔前部见数处不规则灰黄色坏死灶,累及心室壁全层,与周围健康组织分界清楚。主动脉及主要分支均有程度不等的灰黄色或灰白色斑块隆起。镜下:主动脉、冠状动脉均见内膜局灶性增厚,表面为增生纤维组织,深部为大量无定形坏死物,内含大量菱形空隙,亦可见数量不等的泡沫细胞。冠状动脉左前降支管壁高度增厚,管腔几乎闭塞,增厚内膜表面见一血栓形成,内含大量红细胞、纤维素和血小板。肺、肝、胃肠道、双下肢淤血、水肿。

【讨论题】

1. 根据病史及尸检资料,做出病理诊断并说明诊断依据。
2. 分析本病例的发生、发展过程及患者死亡原因。
3. 患者 3 次心前区疼痛机制相同与否?说明原因。

病例 6-3

病例 6-3

【病史摘要】

患者,男,65 岁,以"昏迷 2 h"为主诉入院。患者患高血压病 15 年,血压波动(160/95 mmHg～180/100 mmHg),服用降压药不规律。近 1 年来常感心悸,尤以体力活动时为甚。近 2 周来常感头晕及后枕部疼痛。早上在厕所突然跌倒,不省人事,右侧上下肢不能动,大小便失禁。

体检:昏迷,体温 38 ℃,脉搏 60 次/分,呼吸 16 次/分,血压 220/110 mmHg。颜面水肿,右侧鼻唇沟变浅,颈项略强直,右侧上下肢腱反射消失,呈弛缓性瘫痪,双侧瞳孔不等大,心搏有力,叩诊心界向左略扩大,心律齐。

实验室检查:血常规正常,尿蛋白++,脑脊液血性。

治疗经过:入院后给予吸氧、降压、脱水、凝血治疗,无效,呼吸、心搏停止,死亡。

【尸检摘要】

心脏增大,左心室壁增厚,室壁厚 2.5 cm,镜检见心肌纤维增粗、细胞核大。脑左侧内囊出血,可见 3 cm×2 cm×2 cm 的血肿,局部脑组织伴有坏死及血凝块,脑桥、中脑也见小灶状出血。双肾脏体积缩小,表面细颗粒状,皮质与髓质界限不清,镜检见部分肾单位萎缩、玻璃样变性,肾小球数目减少,部分肾单位呈代偿性肥大、肾小管扩张。脾小动脉壁玻璃样变性。

【讨论题】

1. 本病例的诊断为何种疾病?死亡原因是什么?
2. 分析心、脑、肾病变与高血压的关系。

四、思考与提高

1. 动脉粥样硬化主要累及哪些动脉？病变分几期？各期特点如何？继发性病变有哪些？

2. 良性高血压病主要累及哪些靶器官？说明主要脏器的病变特点及临床后果。

3. 风湿性心内膜炎和感染性心内膜炎有何区别？

4. 二尖瓣狭窄和二尖瓣关闭不全是如何产生的？患者有哪些血流动力学的改变及相关的临床表现？

五、最新进展

(一) 冠心病猝死的预防

冠心病是猝死的主要病因之一。对于未发生过心搏骤停的冠心病患者进行危险分级,筛选出具有猝死高风险的患者;对于发生过心搏骤停而抢救存活的冠心病患者,应预防再次发生因恶性室性心律失常所致的心搏骤停或猝死,必要时植入自动复律除颤器(ICD)。

对于猝死高危患者,血液循环重建能明显减少因心肌缺血引起的猝死事件,但部分心肌梗死患者的瘢痕组织可成为室性心动过速的病理基础,即使经过血液循环重建和优化药物治疗仍难以降低猝死风险,应植入 ICD 以降低死亡率。左心室射血分数(LVEF)≤40％且伴有自发非持续性室性心动过速,或电程序刺激可诱发出单形持续性室性心动过速者,以及心肌梗死(MI)至少 40 天后仍存在心力衰竭症状(心功能 Ⅱ～Ⅳ 级)且 LVEF≤30％者,置入 ICD 可以显著获益。MI 后经最佳药物治疗仍存在轻度心力衰竭症状(心功能 Ⅰ 级)且 LVEF≤35％者也可考虑置入 ICD。

90％以上的心源性猝死由恶性室性心律失常引起。预防恶性室性心律失常的发生,及时终止室性心动过速或心室纤颤是预防猝死发生的关键环节。加强对公众心肺复苏急救知识的普及,提高院外心搏骤停的抢救成功率具有重要意义。

(二) 高血压病的中药治疗

药物治疗仍是我国当前阶段控制高血压病情进展的最主要手段,中药治疗高血压的特点是靶点多,虽然不如西药起效快,但是它能在降压的同时兼顾高血压的其他病理环节,重点保护靶器官,这是西药所不具有的独到优势。

中医学中并没有高血压的称谓,而是归于"头痛"、"肝风"、"眩晕"等疾病范畴。在目前中药方剂的应用中,使用频率最高的是天麻钩藤饮,其次为六君子汤、半夏白术天麻汤、杞菊地黄汤等。有学者将 120 例高血压患者分为两组,观察组采用天麻钩藤饮加减治疗,对照组则采用常规西药波依定片治疗,经过 1 个月的治疗干预,结果发现观察组中医证候积分显著降低,患者临床症状及体征得到显著改善,提示辨证论治能够有效提高临床疗效。另有学者的研究也支持了这一结论,该方组成药物为钩藤、天麻、焦山栀、黄芩、杜仲、石决明、川牛膝、益母草、夜交藤、桑寄生、茯苓,具有定志安神、熄风平肝、益肾补肝的作用,对风阳上扰、肝阳偏亢所引起的夜寐多梦、眩晕、头部胀痛等有很好的功效。

(林瑶)

实验七 呼吸系统疾病

一、目的要求

（1）掌握大叶性肺炎和小叶性肺炎的病变特点及临床病理联系。

（2）掌握慢性支气管炎、肺气肿、支气管扩张、慢性肺源性心脏病的病变特征及临床病理联系。

（3）掌握硅肺的病变特征。

（4）掌握鼻咽癌、肺癌的病理变化。

二、实验内容

（一）大体标本观察

1. 大叶性肺炎（灰色肝样变期） 病变肺叶肿大，重量增加，灰白色，质实如肝，切面质地实性、灰白色、干燥，肺膜表面粗糙，黏附有灰白色渗出物（图7-1）。

2. 肺肉质变 病变肺组织纤维化，质地变实，似褐色肉样外观（图7-2）。

3. 小叶性肺炎 双肺散在灰黄色实变病灶，病灶大小不等，一般直径在0.5～1.0 cm（相当于肺小叶范围），有的病灶融合，部分病灶中央可见扩张的细支气管断面（图7-3）。

4. 肺气肿 肺的体积膨大，边缘钝圆，颜色苍白，质地松软而弹性差，肺膜凹凸不平，肺膜下可见多个大小不等的囊泡，直径超过2 cm者称肺大疱（图7-4）。

5. 支气管扩张 肺脏切面可见多个支气管呈圆柱状或囊状扩张，有的延伸到肺膜下。扩张的支气管壁增厚，呈灰白色，新鲜时管腔内可见脓性分泌物（图7-5）。

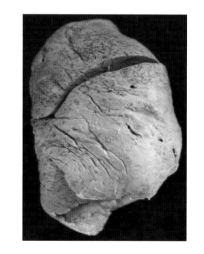

图7-1 大叶性肺炎（灰色肝样变期）

6. 硅肺 肺组织体积增加、重量增加、质地变硬、颜色变黑，表面及切面散在多个境界清楚的粟粒至米粒大小的灰白色结节，胸膜增厚（图7-6）。

7. 中央型肺癌 肺门部可见一灰白色肿块，包绕主（叶）支气管，支气管壁被癌组织侵犯破坏，肿块与肺门部淋巴结融合在一起，形状不规则，与周围肺组织分界清楚，无包膜，切面灰白色、干燥、质脆（图7-7）。

8. 周围型肺癌 靠近肺膜的肺周边部见一个灰白色肿块，肿块累及肺膜，形状不规则，与周围肺组织分界较清楚，无包膜，切面灰白色，质地实性，干燥（图7-8）。

9. 弥漫型肺癌 肺表面见弥漫散在的灰白色小结节，多数结节相互融合，边界不清，似肺炎样外观（图7-9）。

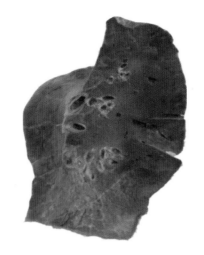

图 7-2 肺肉质变

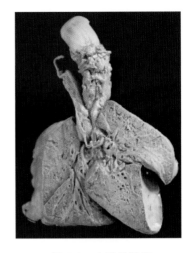

图 7-3 小叶性肺炎

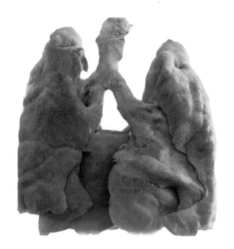

图 7-4 肺气肿

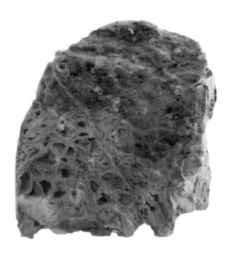

图 7-5 支气管扩张

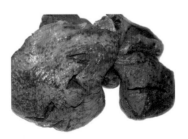

图 7-6 硅肺

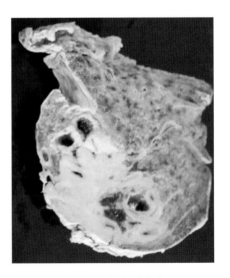

图 7-7 中央型肺癌

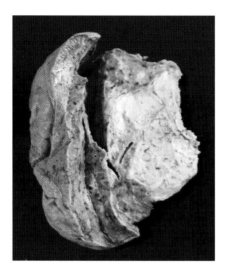 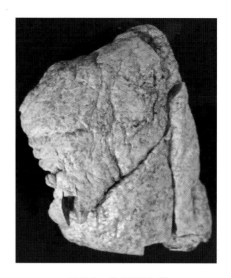

图 7-8　周围型肺癌　　　　　　　　　　　图 7-9　弥漫型肺癌

（二）组织切片观察

1. 大叶性肺炎（灰色肝样变期）

（1）低倍镜：肺组织结构存在，肺泡腔内见炎性渗出物；肺泡壁变窄，其内毛细血管受压，呈贫血状态（图 7-10）。

（2）高倍镜：肺泡壁变窄，其内毛细血管管腔狭窄或闭塞；肺泡腔的渗出物主要是中性粒细胞和红染细网状的纤维蛋白，有的纤维蛋白通过肺泡间孔相连；部分肺泡腔内纤维蛋白溶解，中性粒细胞变性，巨噬细胞增多；肺泡腔内渗出物少或溶解者，肺泡壁毛细血管明显，并见扩张（图 7-11）。

（3）诊断要点：肺泡壁毛细血管受压呈贫血状，肺泡腔内大量纤维素和中性粒细胞渗出。

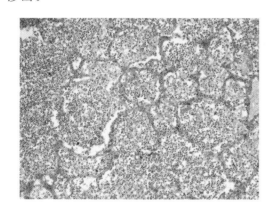 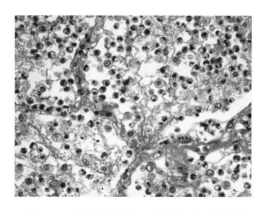

图 7-10　大叶性肺炎（灰色肝样变期，低倍镜）　　　图 7-11　大叶性肺炎（灰色肝样变期，高倍镜）

2. 肺肉质变

（1）低倍镜：肺泡壁不规则增厚，肺泡腔内纤维素已被增生的纤维组织取代，肺泡腔变形、狭窄（图 7-12）。

（2）高倍镜：肺泡壁纤维组织增生，使肺泡壁明显增厚，形状不规则，增生的纤维组织向肺泡腔内生长，在肺泡腔内形成多个不规则的突起，使肺泡腔变形、狭窄（图 7-13）。

（3）诊断要点：肺泡壁纤维组织增生，肺泡腔内渗出的纤维素被增生的纤维组织取代。

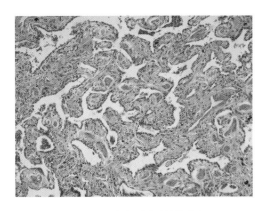

图 7-12 肺肉质变(低倍镜)

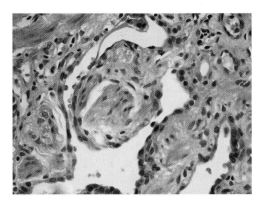

图 7-13 肺肉质变(高倍镜)

3. 小叶性肺炎

(1)低倍镜:肺组织内可见弥漫散在的灶性病变,病变中心为细支气管,细支气管管腔、管壁及其周围肺组织内见炎性渗出物,病灶周围部分肺泡呈代偿性扩张(图 7-14)。

(2)高倍镜:病变细支气管管腔内见中性粒细胞、坏死脱落的黏膜上皮和少量巨噬细胞,管壁充血、水肿及中性粒细胞浸润;周围的肺泡间隔毛细血管扩张充血、水肿及中性粒细胞浸润,肺泡腔见中性粒细胞、坏死脱落的肺泡上皮及少量红细胞(图 7-15)。

(3)诊断要点:细支气管及其周围肺泡内较多中性粒细胞渗出,常有不同程度的细支气管黏膜上皮和肺泡上皮的坏死脱落。

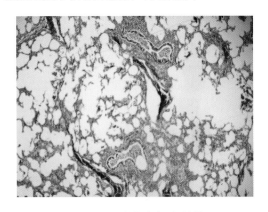

图 7-14 小叶性肺炎(低倍镜)

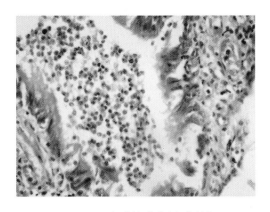

图 7-15 小叶性肺炎(高倍镜)

4. 肺气肿

(1)低倍镜:肺泡管、肺泡囊和肺泡明显扩张,肺泡间隔变窄,部分间隔断裂,扩张的肺泡互相融合成较大囊腔(图 7-16)。

(2)高倍镜:肺泡间隔变窄,其内毛细血管数量明显减少,间质小动脉内膜纤维性增厚,小支气管和细支气管可见慢性炎症细胞浸润(图 7-17)。

(3)诊断要点:肺泡明显扩张,部分肺泡间隔断裂,融合成较大的囊腔。

5. 硅肺

(1)低倍镜:肺组织中可见多个大小不等、红染的圆形结节,部分结节相互融合,间质广泛纤维化,结节和间质内有棕黑色的炭末沉着(图 7-18)。

(2)高倍镜:圆形病灶为硅结节,主要由红染玻璃样变性的胶原纤维组成,呈同心圆状或旋涡状排列,结节内有棕黑色的炭末沉着(图 7-19)。

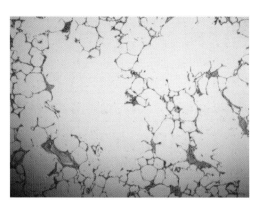

图 7-16　肺气肿(低倍镜)

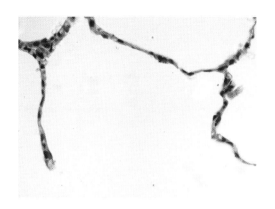

图 7-17　肺气肿(高倍镜)

（3）诊断要点：硅结节的形成和间质广泛的纤维化。

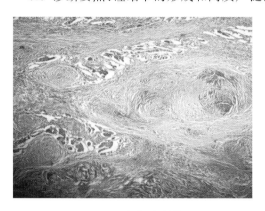

图 7-18　硅肺(低倍镜)

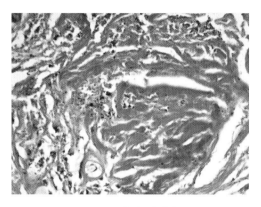

图 7-19　硅肺(高倍镜)

6. 肺中分化鳞状细胞癌

（1）低倍镜：肺组织内可见许多大小不等、形态不一、边界清楚的癌巢，癌巢内未见角化珠，部分癌巢中央有少量坏死，间质有较多炎症细胞浸润(图 7-20)。

（2）高倍镜：癌巢内癌细胞的分层不明显，癌细胞间可见清楚的细胞间桥，少量癌细胞有角化，但无角化珠形成，癌细胞核大、染色质粗，可见病理性核分裂象。间质见较多淋巴细胞浸润(图 7-21)。

（3）诊断要点：肺组织中大小不等、形态不一的癌巢，呈浸润性生长，癌细胞异型性明显，有细胞间桥和细胞角化，但无角化珠。

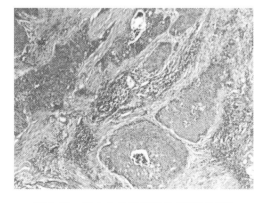

图 7-20　肺中分化鳞状细胞癌(低倍镜)

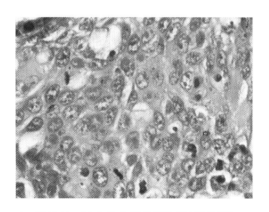

图 7-21　肺中分化鳞状细胞癌(高倍镜)

7. 肺中分化腺癌

(1) 低倍镜:纤维间质中癌细胞形成不规则的腺泡和腺管样结构,少部分呈乳头状突向管腔(图7-22)。

(2) 高倍镜:腺管和腺泡内部分癌细胞单层排列,呈立方状或柱状,部分癌细胞不规则地排列为复层,核大、染色深、极性消失。间质淋巴细胞浸润(图7-23)。

(3) 诊断要点:癌细胞形成腺泡或腺管状结构,在间质中浸润性生长。

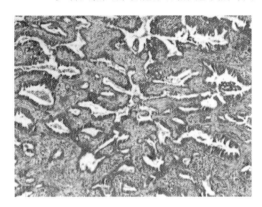
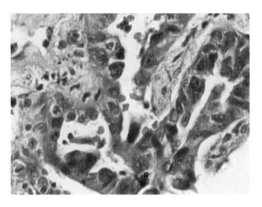

图7-22　肺中分化腺癌(低倍镜)　　　　　图7-23　肺中分化腺癌(高倍镜)

8. 肺小细胞癌

(1) 低倍镜:癌细胞弥漫分布,癌细胞小,见较多坏死(图7-24)。

(2) 高倍镜:癌细胞体积较小,胞质极为稀少,形似裸核,核圆形、卵圆形、深染,核仁缺乏,核圆形者和淋巴细胞相似,但体积较淋巴细胞大。在活检标本中癌细胞核常被拉长、挤压、变形,这是一种常见的人工现象(图7-25)。

(3) 诊断要点:癌细胞弥漫分布,细胞小,胞质甚少,形似裸核,淋巴细胞样或燕麦样。

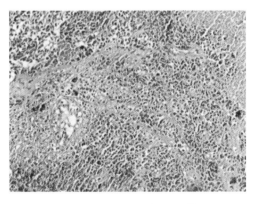
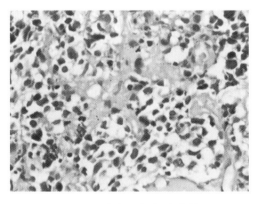

图7-24　肺小细胞癌(低倍镜)　　　　　图7-25　肺小细胞癌(高倍镜)

9. 肺大细胞癌

(1) 低倍镜:癌细胞排列成实性团块或片状,间质稀少,癌细胞大,坏死较多(图7-26)。

(2) 高倍镜:癌细胞大,多边形,胞质中等,核大,常有明显核仁,可见病理性核分裂象(图7-27)。

(3) 诊断要点:癌细胞大、核大、核仁明显,缺乏鳞癌、腺癌、小细胞癌的分化和结构特点。

10. 鼻咽低分化鳞癌

(1) 低倍镜:癌细胞排列成不规则的条索和团块,边界清楚,无角化珠,间质有较多炎症细胞浸润(图7-28)。

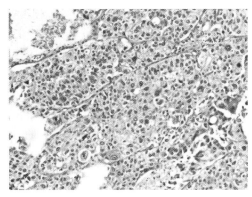
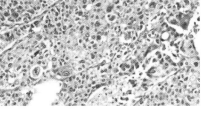

图 7-26 肺大细胞癌(低倍镜)

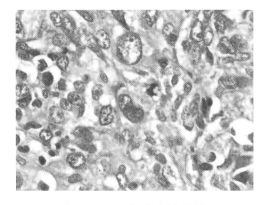

图 7-27 肺大细胞癌(高倍镜)

（2）高倍镜：不规则的癌巢内细胞分层不明显，无细胞内角化及角化珠。核大、卵圆形或圆形，有的可见明显核仁，病理性核分裂象易见，癌细胞界限清楚，少数癌细胞间见细胞间桥（图 7-29）。

（3）诊断要点：癌细胞排列成大小不等的实性巢，边界清楚，无角化珠，癌细胞核大、卵圆形或圆形，细胞界限清楚，细胞间桥少，偶见细胞角化。

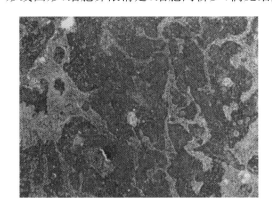

图 7-28 鼻咽低分化鳞癌(低倍镜)

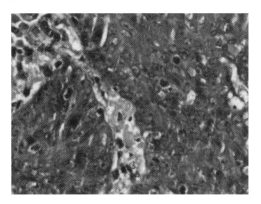

图 7-29 鼻咽低分化鳞癌(高倍镜)

三、临床病理讨论

病例 7-1

病例 7-1

【病史摘要】

患者，男，61 岁，反复喘息、气促二十余年，双下肢水肿 5 年，加重半月入院，患者从 40 岁左右开始冬春季节受凉后出现喘息、气促，活动后明显，无明显咳嗽、咳痰，无胸痛，无咯血和盗汗，予以抗生素治疗后可好转，每年反复发作，持续 3～4 个月。5 年前患者反复出现双下肢水肿，多于受凉气促加重时出现。半月前患者再次出现气促、喘息加重入院。个人史：吸烟 30 年，每日 2 包。体格检查：T37.8℃，P101 次/分，R28 次/分，BP118/70 mmHg，口唇发绀，颈静脉充盈，呼吸急促，桶状胸，双肺叩诊呈过清音；双肺可闻及哮鸣音，双下肺闻及中量湿啰音。腹部检查无异常，双下肢水肿。辅助检查：白细胞 10.8×10^9/L，中性粒细胞百分比 50.2%，血红蛋白 180 g/L，红细胞 6.01×10^{12}/L。血气分析：pH 7.295，$PaCO_2$ 92.5 mmHg，PaO_2 62 mmHg，HCO_3^- 41.5 mmol/L，BE 14 mmol/L，SaO_2 85%。心电图：右心室肥大，电轴右偏，肺型 P 波。腹部彩超：脂肪肝，胆囊多发结石，慢性胆囊炎声像。

NOTE

【讨论题】

1. 患者的诊断有哪些?

2. 患者的病变是如何演化发展的?

3. 如何解释患者的各种症状和体征?

病例 7-2

病例 7-2

【病史摘要】

患者,男,65 岁,咳嗽半年,气促 3 个月,头面部水肿 3 周入院。肺部 CT(平扫+增强)示:右上肺肿块、右肺门及纵隔淋巴结肿大,阻塞并压迫气管,上腔静脉明显受压。查体:患者面颈部、双上肢和胸部淤血水肿,颈静脉怒张。右锁骨上可扪及 2 cm×2 cm 肿大淋巴结,淋巴结病理活检示淋巴结转移性小细胞癌。

【讨论题】

1. 患者的诊断是什么? 试述肺癌的转移途径。

2. 根据组织来源,肺癌主要分为哪几类? 试述各组织类型的特点。

3. 如何解释患者出现的症状和体征?

四、思考与提高

1. 试述大叶性肺炎的病理分期及临床病理联系。

2. 简述大叶性肺炎和小叶性肺炎的区别。

3. 试举出两种慢性阻塞性肺疾病,并分析它们发展为肺源性心脏病的演化过程。

4. 为什么硅肺患者脱离硅尘环境后,肺部病变仍会继续发展?

5. 肺癌的大体类型及常见的组织学类型有哪些?

6. 患者,男,23 岁,淋雨后突发高热、胸痛、咳铁锈色痰,白细胞计数 $14.0×10^9$/L,X 线检查示左肺下叶大片致密阴影。请思考:患者患了什么病? 患者处于该病的哪个病理时期? 请解释患者的临床表现。

7. 患者,女,60 岁,胆囊手术后出现发热、咳嗽、咳脓痰,听诊双下肺闻及湿啰音。考虑患者为何种疾病? 并说明诊断理由。

8. 患者,男,45 岁,发现左颈部包块 7 个月,反复涕中带血、耳鸣、头痛 3 个月。查体:左颈上部可扪及 4 cm×3 cm×2.5 cm 大小肿块。请思考:患者可能是何种疾病? 该如何确诊?

五、最新进展

肺癌的个体化靶向治疗

肺癌是全世界最常见的恶性肿瘤,在我国,肺癌的发病率和死亡率均位于恶性肿瘤的第一位。其中小细胞癌(small cell cancer,SCLC)占 15%～20%,非小细胞癌(non-small cell cancer,NSCLC)占 80%～85%,主要包括鳞癌、腺癌和大细胞癌。SCLC 的治疗近些年来并没有什么进展,主要的治疗手段仍然是化疗联合放疗。而 NSCLC 除了传统的手术治疗、化疗和放疗,靶向治疗已成为近些年 NSCLC 治疗的新途径。靶向治疗是选择导致肿瘤细胞形成、侵袭、生长和转移的特异性分子作为靶点,选择针对该靶点的药物阻断肿瘤细胞生长繁殖的信号通路、抑制肿瘤血管生成等来达到治疗肿瘤的目的。靶向治疗只针对肿瘤细胞,因此特异性强,副作用小。NSCLC 的分子靶点及靶向治疗药物如下:

(1) 表皮生长因子受体(epidermal growth factor receptor,EGFR):EGFR 突变阳性率在

NSCLC中较高,特别是腺癌患者、亚洲人群、不吸烟者、女性患者。针对EGFR突变阳性的患者,可选择EGFR抑制剂,目前临床正在应用的该类药物主要有吉非替尼、厄洛替尼以及我国自主研制的埃克替尼。

(2) 间变性淋巴瘤激酶(anaplastic lymphoma kinase,ALK)融合基因:有研究表明ALK融合基因重排占NSCLC的4%～7%,针对ALK融合基因检测阳性者,可选用ALK抑制剂克唑替尼。

(3) 抗肿瘤血管生成:贝伐单抗是一种重组的人源化单克隆IgG1抗体,能选择性与人血管内皮细胞生长因子(vascular endothelial growth factor,VEGF)结合,从而抑制VEGF活性,阻断肿瘤血管信号传导,抑制肿瘤血管生长。

EGFR抑制剂和ALK抑制剂相继应用于临床,使某些NSCLC患者获得了惊人的疗效,但随之出现的耐药问题给科研人员带来了新的挑战。克服靶向药物的耐药、寻找更多潜在的靶点、研制多靶点、靶向药物将是医药人员和科研工作者的奋斗方向。

(黄丽)

实验八   消化系统疾病

一、目的要求

（1）掌握慢性浅表性胃炎与慢性萎缩性胃炎的病变特点。

（2）掌握溃疡病的好发部位、肉眼及镜下病变及并发症。

（3）掌握病毒性肝炎的基本病变及各类型病毒性肝炎的病变特点和临床病理联系。

（4）掌握门脉性肝硬化的病理变化和临床病理联系，熟悉各型肝硬化病理变化的不同点。

（5）熟悉急性阑尾炎的分类、病理变化及并发症。

（6）熟悉食管癌、胃癌、原发性肝癌、大肠癌及胰腺癌的好发部位、肉眼形态，了解其组织学类型。熟悉消化性溃疡和溃疡性胃癌的肉眼区别。

二、实验内容

（一）大体标本观察

1. 慢性萎缩性胃炎（chronic atrophic gastritis）   病变主要在胃窦部，呈灶性或弥漫性分布。病变胃黏膜明显萎缩变薄，皱襞变平或消失，颜色灰白，黏膜表面呈散在细颗粒状，稍有糜烂、出血，黏膜下血管清晰可见（图 8-1）。

2. 慢性胃溃疡（chronic gastric ulcer）   胃小弯近幽门处黏膜面有一圆形或椭圆形溃疡病灶，直径在 2.0 cm 以内。溃疡边缘整齐，状如刀切，边缘不隆起。周围黏膜皱襞自溃疡向四周呈放射状排列。溃疡较深，底部平坦洁净，部分标本的溃疡底部有少量灰黄色渗出物。切面见溃疡似漏斗状，贲门端呈潜行，幽门端呈阶梯状。溃疡纵切面见肌层中断，代以灰白色纤维瘢痕组织（图 8-2）。

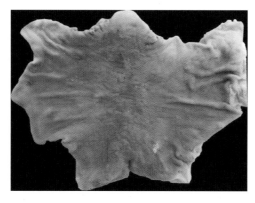

图 8-1   慢性萎缩性胃炎

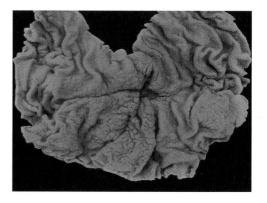

图 8-2   慢性胃溃疡

3. 胃溃疡穿孔（perforation of gastric ulcer）   胃小弯近幽门处有一椭圆形溃疡病灶，中央有一个直径约 1.0 cm 左右圆形的穿孔，周围有胃黏膜组织坏死，浆膜面局部有渗出物覆盖（图 8-3）。

4. 急性蜂窝织炎性阑尾炎（acute phlegmonous appendicitis）   阑尾显著肿胀，增粗。浆膜面血管充血明显，较严重部位可见脓液几乎突破浆膜，表面覆以较多渗出物。切面可见管壁增厚,管腔狭窄,腔内充满脓液(图 8-4)。

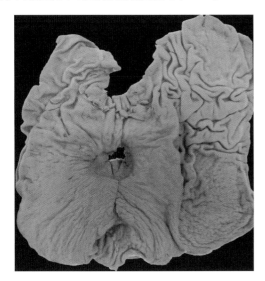

图 8-3 胃溃疡穿孔

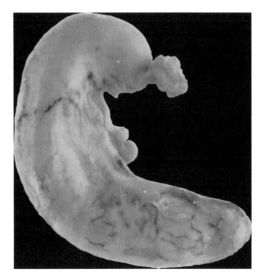

图 8-4 急性蜂窝织炎性阑尾炎

5. **急性重型病毒性肝炎**(acute severe viral hepatitis) 肝脏体积明显缩小,尤以左叶为甚,常减至 600~800 g。表面被膜皱缩,边缘变锐,质地柔软。表面及切面呈黄色(淤胆)或红褐色(出血),结构模糊。又称急性红色或黄色肝萎缩(图 8-5)。

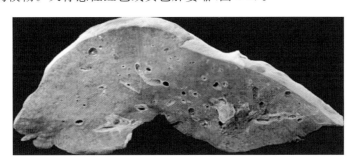

图 8-5 急性重型病毒性肝炎

6. **亚急性重型病毒性肝炎**(subacute severe viral hepatitis) 肝脏体积缩小,边缘较锐,表面被膜皱缩,但部分区域略高低不平,质较硬。切面:坏死区呈红褐色或土黄色,结构模糊;并可见许多散在的大小不等的圆形、椭圆形再生结节,结节区呈黄绿色(胆汁淤积),结节周围有增生的纤维结缔组织(图 8-6)。

7. **门脉性肝硬化**(portal cirrhosis) 肝脏体积缩小,质地变硬。表面高低不平呈颗粒状或小结节状,结节大小比较一致,直径在 0.1~0.5 cm 之间,最大不超过 1 cm。切面:圆形或类圆形结节弥漫分布于全肝,大小与表面的小结节一致,常呈黄褐色(脂变)或黄绿色(淤胆)。结节周围有灰白色纤维组织包绕,纤维间隔较细窄,宽窄比较一致(图 8-7)。

8. **食管静脉曲张**(extensive esophageal varices) 食管下段标本。可见食管下段黏膜下静脉明显隆起迂曲,呈蚯蚓状。有的标本表面可见黏膜糜烂,静脉周围出血(图 8-8)。

9. **坏死后性肝硬化**(postnecrotic cirrhosis) 肝脏体积明显缩小,常以左叶为甚,质地变硬,重量减轻,肝脏形态、轮廓改变较明显。肝脏表面遍布大小不等的粗大结节,相差悬殊,结节直径通常超过 1 cm,最大直径可达 5~6 cm。切面为弥漫分布的大小不等的灰黄色圆形结节,比门脉性肝硬化的结节大,周围被增生的灰白色纤维组织包绕,多数间隔较宽,且宽窄不均(图 8-9)。

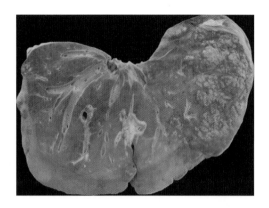

图 8-6 亚急性重型病毒性肝炎

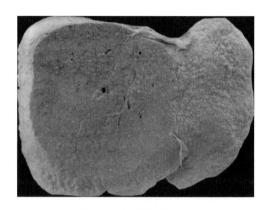

图 8-7 门脉性肝硬化

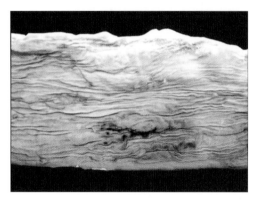

图 8-8 食管静脉曲张

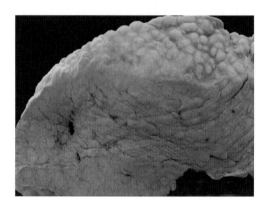

图 8-9 坏死后性肝硬化

10. 胆汁性肝硬化(biliary cirrhosis) 肝脏体积轻度缩小,深绿色或绿褐色,中等硬度,表面可见不甚明显的细小颗粒状突起。切面见胆汁淤积的绿色斑点,其间有增生的灰白色纤维组织分隔,结节常不明显(图 8-10)。

11. 食管癌(esophageal carcinoma)

(1) 早期食管癌:病变较局限、表浅,无肌层侵犯,无淋巴结转移。肉眼在食管黏膜表面仅见轻度糜烂或细颗粒状病变。上段见到相似的小病灶(图 8-11)。

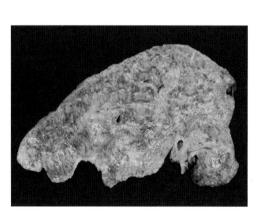

图 8-10 胆汁性肝硬化

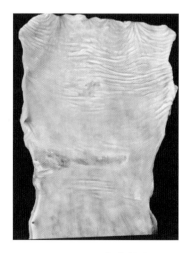

图 8-11 早期食管癌

(2) 中晚期食管癌:①髓质型:食管管腔已剪开,见灰白色癌组织沿食管壁浸润性生长,管壁均匀增厚,已累及食管周径大部,致使管腔狭窄。癌组织表面见脑回样皱褶,常有浅溃疡。

切面见癌组织呈灰白色,侵及食管壁全层,质软如脑髓(图 8-12)。②溃疡型:食管黏膜面有一较大而边缘不整的溃疡型肿物。溃疡边缘隆起似火山口状,底部凹凸不平,有出血、坏死。切面见灰白色的癌组织已浸润肌层(图 8-13)。③缩窄型:癌组织沿食管壁内浸润生长,侵及食管全周,使管腔形成明显的环形狭窄,黏膜皱襞消失。狭窄以上管腔显著扩张。病变处食管壁厚而硬,癌组织与周围组织分界不清(图 8-14)。

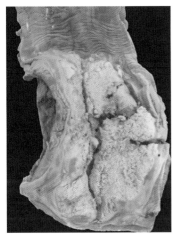
图 8-12　髓质型食管癌

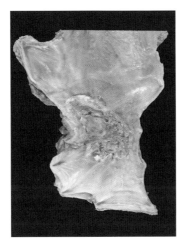
图 8-13　溃疡型食管癌

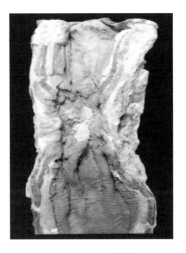
图 8-14　缩窄型食管癌

12. **中晚期胃癌**(gastric carcinoma)

(1)溃疡型:胃大部切除术切除标本,沿胃大弯侧已剪开,胃贲门部黏膜可见一巨大溃疡型肿物,直径大于 2 cm。溃疡形状不规则,边缘不整齐且隆起,溃疡周围黏膜皱襞中断。整个溃疡呈火山口状,底部凹凸不平,可见坏死及出血。切面见胃壁结构不完整,肌层大部分被灰白色癌组织所代替(图 8-15)。

(2)息肉型或蕈伞型:癌组织向胃黏膜表面呈结节状、息肉状或蕈伞状突入胃腔内。表面凹凸不平,常有深浅不一的溃疡形成。切面见癌组织呈灰白色,向胃壁深层浸润破坏胃壁结构(图 8-16)。

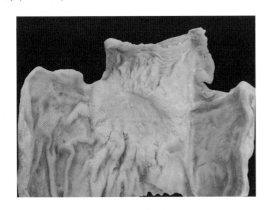
图 8-15　溃疡型胃癌

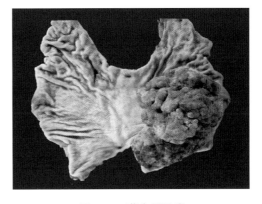
图 8-16　蕈伞型胃癌

(3)浸润型:癌组织向胃壁内局限或弥漫浸润性生长,与周围正常组织分界不清楚。当弥漫浸润时,胃壁增厚、变硬、弹性减退,黏膜皱襞大部分消失成粗糙颗粒状,胃腔缩小,切面见灰白色癌组织浸润性生长,胃壁各层明显增厚、结构破坏,完全为癌组织取代。胃形如皮革制成的囊袋,称革囊胃(linitis plastica)(图 8-17)。

13. **家族性腺瘤性息肉病**(familial adenomatous polyposis,FAP)　被切除肠段黏膜表面布满大小、形态不一的小息肉,小米粒至花生米大,有长蒂、亚蒂或广基。切面灰红,实性,质软或质脆。病变重时几乎不见正常肠黏膜(图 8-18)。

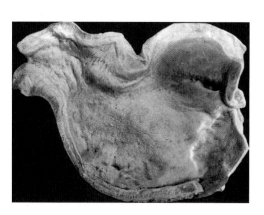

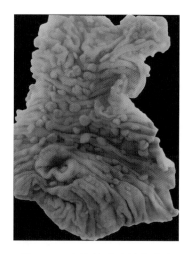

图 8-17 浸润型胃癌

图 8-18 家族性腺瘤性息肉病

14. 直肠绒毛状腺瘤(rectal villous adenoma)　直肠黏膜可见突向肠腔的瘤体,大而广基,边界不清,表面呈绒毛状突起,质软较脆,可因局部出血而呈红色(图 8-19)。

15. 大肠癌(carcinoma of large intestine)

(1) 隆起型:结肠黏膜可见一肿物向肠腔内突出,呈蕈伞状或息肉状,灰白,质脆,表面凹凸不平,可有出血、坏死及浅表溃疡(图 8-20)。

(2) 溃疡型:可见肿瘤表面有明显溃疡形成,直径在 2 cm 以上,形状不规则,外观似火山口状,中央坏死凹陷,边缘呈围堤状隆起于肠黏膜表面,与周围组织分界不清(图 8-21)。

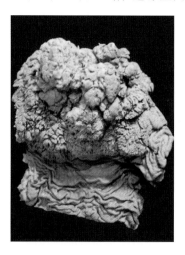

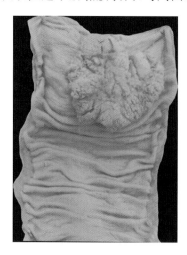

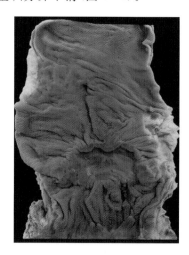

图 8-19 直肠绒毛状腺瘤

图 8-20 隆起型大肠癌

图 8-21 溃疡型大肠癌

(3) 浸润型:标本见肿瘤向肠壁浸润性生长,表面黏膜皱襞增粗、不规则,横断面见灰白色瘤组织已侵犯肠壁全层、肠管大部分或全周,肠壁增厚、变硬,肠腔缩小,形成环状狭窄(图 8-22)。

16. 原发性肝癌(primary carcinoma of liver)

(1) 巨块型:肝脏表面可见一巨大圆形实体肿块,切面见瘤组织灰白色,质软、脆,中央有出血(红色)及坏死(灰黄色)。瘤体周边常有多个散在的小的卫星状瘤结节。其余肝组织可伴有轻度肝硬化改变(图 8-23)。

(2) 弥漫型:癌组织在肝内弥漫性分布,无明显结节形成,与肝组织或原有的肝硬化不易

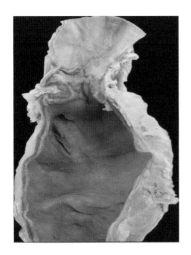

图 8-22　浸润型大肠癌

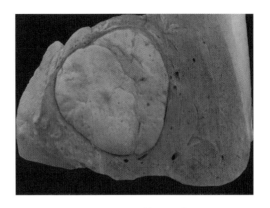

图 8-23　巨块型肝癌

区分,但肝内各处均见坏死出血变化,常伴有肝硬化(图 8-24)。

17. 胰腺癌(carcinoma of pancreas)　胰腺切面,胰头内可见黄白色实性肿物,与周围组织界限不清,质地较硬韧(图 8-25)。

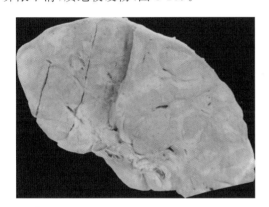

图 8-24　弥漫型肝癌

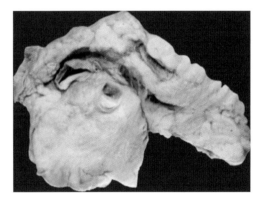

图 8-25　胰腺癌

(二) 组织切片观察

1. 慢性萎缩性胃炎

(1) 低倍镜:病变区胃黏膜变薄,腺体萎缩变小、数目减少,有时可见腺体囊性扩张。黏膜层有较多的炎症细胞浸润,常有淋巴滤泡形成(图 8-26)。

(2) 高倍镜:胃黏膜上皮有明显的肠上皮化生(胃黏膜上皮被以杯状细胞为主的肠型腺上皮替代),浸润的炎症细胞主要为淋巴细胞和浆细胞等(图 8-27)。

(3) 诊断要点:胃黏膜萎缩变薄,黏膜腺体减少或消失并伴肠上皮化生。黏膜内慢性炎症细胞浸润。

2. 慢性胃溃疡

(1) 低倍镜:切片中央有一斜置漏斗形凹陷即为溃疡,两侧为溃疡边缘的正常胃组织。溃疡底部深达肌层。两侧胃黏膜组织充血及慢性炎症细胞明显浸润(图 8-28)。

(2) 高倍镜:溃疡底部由内向外分为四层结构:①炎性渗出层:溃疡表面有少量浅红色的纤维素网及中性粒细胞组成的炎性渗出物覆盖。②坏死层:为深红色、颗粒无结构状。③肉芽组织层:为大量新生毛细血管和成纤维细胞组成的幼稚结缔组织,其间有不等量的炎症细胞浸润。④瘢痕组织层:为大量的胶原纤维,可发生玻璃样变性,细胞成分少;瘢痕层内可见中、小

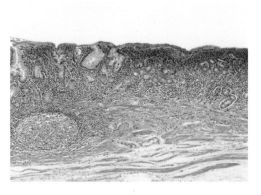

图 8-26　慢性萎缩性胃炎(低倍镜)

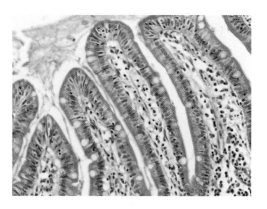

图 8-27　慢性萎缩性胃炎(高倍镜)

动脉壁内膜增厚、管腔狭窄或血栓形成(增殖性动脉内膜炎),以及神经纤维小球状增生。溃疡底部各层之间相移行的界限不是十分清楚(图 8-29)。

　　(3)诊断要点:胃黏膜局部组织呈凹陷性缺损,溃疡底部由内向外可见典型的四层结构。

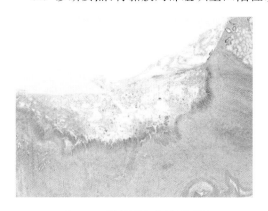

图 8-28　慢性胃溃疡(低倍镜)

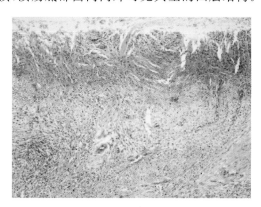

图 8-29　慢性胃溃疡(高倍镜)

　　3. 急性蜂窝织炎性阑尾炎

　　(1)低倍镜:阑尾各层弥漫性充血、水肿、炎症细胞浸润。阑尾腔内有渗出物及坏死脱落的黏膜上皮。阑尾系膜处血管充血、水肿并有炎症细胞浸润(图 8-30)。

　　(2)高倍镜:部分黏膜上皮细胞坏死脱落。阑尾各层弥漫浸润的大量炎症细胞为中性粒细胞。尤其肌层弥漫中性粒细胞浸润更为明显。阑尾腔内聚集大量脓细胞和坏死脱落的上皮细胞(图 8-31)。

　　(3)诊断要点:阑尾各层弥漫性充血、水肿和中性粒细胞浸润。

　　4. 急性普通型病毒性肝炎

　　(1)低倍镜:肝细胞广泛变性,以细胞水肿为主。肝细胞坏死轻微,肝小叶内可见散在的点状坏死。肝细胞排列拥挤,肝窦狭窄,汇管区及肝小叶内点状坏死处可见炎症细胞浸润(图 8-32)。

　　(2)高倍镜:肝细胞肿大,胞质疏松呈网状、半透明,称为胞质疏松化。或肝细胞呈球形,胞质几乎完全透明,状如气球,称为气球样变。少数肝细胞呈嗜酸性变、有嗜酸性小体。肝小叶内点状坏死处和汇管区主要为淋巴细胞、单核细胞浸润(图 8-33)。

　　(3)诊断要点:肝细胞广泛水肿变性,点状坏死,炎症细胞浸润。

　　5. 慢性病毒性肝炎

　　(1)低倍镜:小叶结构大部分保存。肝细胞变性坏死较广泛,肝小叶内有灶状或条带状坏死。小叶内可见纤维间隔。肝小叶坏死灶内和汇管区有炎症细胞浸润(图 8-34)。

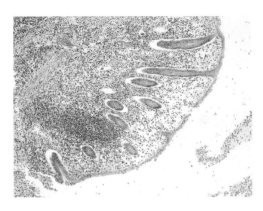

图 8-30　急性蜂窝织炎性阑尾炎(低倍镜)

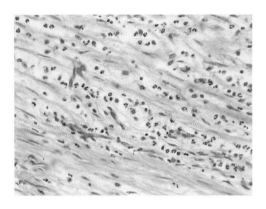

图 8-31　急性蜂窝织炎性阑尾炎(高倍镜)

图 8-32　急性普通型病毒性肝炎(低倍镜)

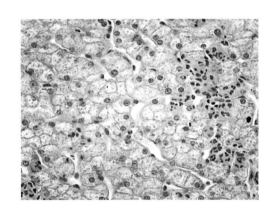

图 8-33　急性普通型病毒性肝炎(高倍镜)

(2) 高倍镜:肝小叶界板的肝细胞呈碎片状坏死,界板破坏;小叶中央静脉与汇管区之间或两个中央静脉之间出现肝细胞坏死带,即桥接坏死。坏死灶和汇管区内有较多淋巴细胞等浸润(图 8-35)。

(3) 诊断要点:肝细胞出现碎片状坏死、桥接坏死,慢性炎症细胞浸润。

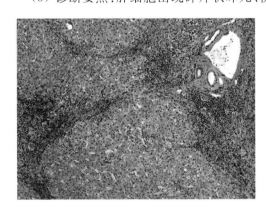

图 8-34　慢性病毒性肝炎(低倍镜)

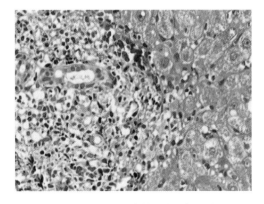

图 8-35　慢性病毒性肝炎(高倍镜)

6. 急性重型病毒性肝炎

(1) 低倍镜:肝小叶内肝细胞坏死广泛而严重,自小叶中央向周围大片状坏死消失,小叶周边部有少量残存肝细胞。肝小叶坏死灶内和汇管区有大量炎症细胞浸润(图 8-36)。

(2) 高倍镜:肝细胞大片坏死的区域肝窦明显扩张充血及出血,库普弗细胞(Kupffer cell)增生肥大,有大量淋巴细胞、单核细胞浸润。小叶周边残存肝细胞变性、淤胆(图 8-37)。

(3) 诊断要点:肝细胞广泛大片状坏死,肝细胞再生现象不明显,肝小叶内和汇管区有大

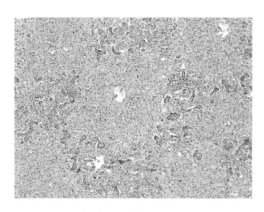

图 8-36　急性重型病毒性肝炎(低倍镜)

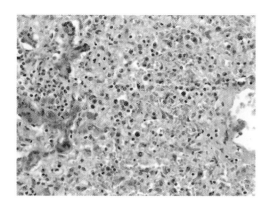

图 8-37　急性重型病毒性肝炎(高倍镜)

量炎症细胞浸润。

7. 门脉性肝硬化

(1)低倍镜:正常肝小叶结构被破坏,由广泛增生的纤维组织将肝小叶分割包绕成大小不等、圆形或椭圆形的肝细胞团(即假小叶)。假小叶内肝细胞排列紊乱,中央静脉缺如、偏位或出现两个以上,可见再生的肝细胞结节。假小叶周边纤维间隔宽窄较一致,内有炎症细胞浸润、小胆管增生和无管腔的假胆管(图 8-38)。

(2)高倍镜:假小叶内肝细胞可见不同程度的变性、坏死和再生。再生的肝细胞体积较大,核大而深染,常出现双核(图 8-39)。

(3)诊断要点:正常肝小叶结构被破坏,由假小叶取代;假小叶周围纤维组织增生、包绕。

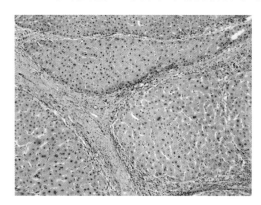

图 8-38　门脉性肝硬化(低倍镜)

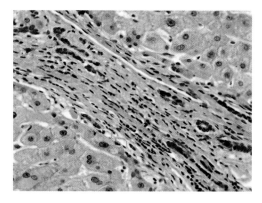

图 8-39　门脉性肝硬化(高倍镜)

8. 坏死后性肝硬化

(1)低倍镜:正常肝小叶结构消失,纤维间隔将肝小叶分割成大小相差悬殊的假小叶,假小叶偏大,较大的假小叶内可见到数个完整的肝小叶。假小叶间的纤维间隔较宽,且宽窄不均,其内有较多炎症细胞浸润,小胆管增生也较显著(图 8-40)。

(2)高倍镜:假小叶内的肝细胞有不同程度的变性及胆色素沉着,肝细胞坏死较明显(图 8-41)。

(3)诊断要点:假小叶大小不等、相差悬殊,肝细胞坏死较明显。假小叶间纤维间隔较宽且宽窄不均,炎症细胞浸润、小胆管增生较显著。

9. 食管鳞状细胞癌

(1)低倍镜:食管的正常鳞状上皮被癌组织取代,癌组织不仅向表面生长,而且突破黏膜肌层浸入黏膜下层和肌层,癌组织呈不规则的巢状散在分布,与间质界限清楚(图 8-42)。

(2)高倍镜:部分癌巢中心有红色无结构同心圆状角化物质,癌细胞异型性明显,核大小

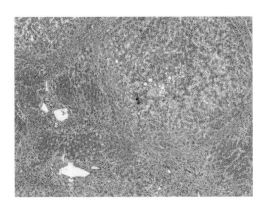

图 8-40 坏死后性肝硬化(低倍镜)

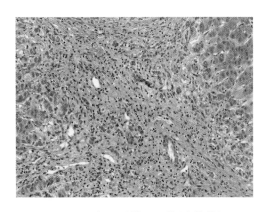

图 8-41 坏死后性肝硬化(高倍镜)

不等,染色深,核分裂象多见(图 8-43)。

(3)诊断要点:癌组织浸润性生长,呈巢状散在分布,与间质界限清楚。癌细胞异型性大,部分癌巢中心有角化珠。

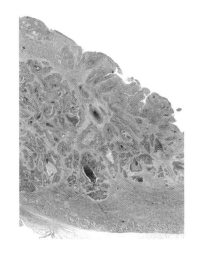

图 8-42 食管鳞状细胞癌(低倍镜)

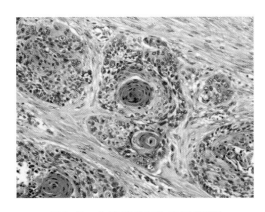

图 8-43 食管鳞状细胞癌(高倍镜)

10. 胃印戒细胞癌

(1)低倍镜:正常胃黏膜被破坏,成群或散在一些较大较圆的肿瘤细胞,并向深部组织浸润至肌层或浆膜面(图 8-44)。

(2)高倍镜:肿瘤细胞圆形、椭圆形,核圆形、深染,胞质内充满淡染的黏液将核推至一侧形成印戒状(图 8-45)。

(3)诊断要点:肿瘤细胞多散在分布,有异型性,胞质中的淡染黏液将核挤到一边,呈典型的印戒状外观。

11. 直肠腺癌

(1)低倍镜:找到正常黏膜和癌组织交接部位进行对比观察,癌细胞排列成腺管状,大小不等,形状不一,排列不规则,癌细胞多层排列,癌组织已突破黏膜肌层浸润至黏膜下层,部分区域侵入肌层(图 8-46)。

(2)高倍镜:癌细胞大小不一,形态各异,排列紊乱呈多层,核大深染,病理性核分裂象多见,在黏膜下层及肌层可见癌巢(图 8-47)。

(3)诊断要点:癌细胞呈腺管状排列,细胞多层且大小不一、异型性明显,病理性核分裂象多见,肿瘤组织向黏膜下层和肌层浸润。

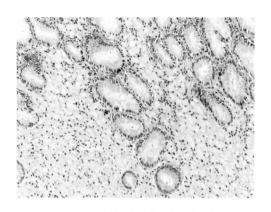

图 8-44 胃印戒细胞癌(低倍镜)

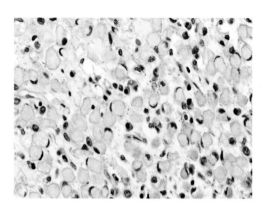

图 8-45 胃印戒细胞癌(高倍镜)

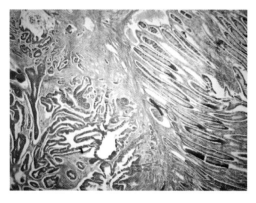

图 8-46 直肠腺癌(低倍镜)

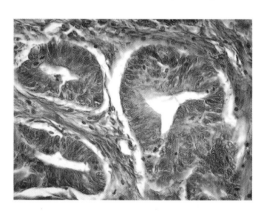

图 8-47 直肠腺癌(高倍镜)

12.肝细胞性肝癌

（1）低倍镜:分化较好者癌细胞呈梁状、条索状排列,并常有腺泡样结构。排列呈小梁状者似肝细胞索,癌巢之间有丰富的血窦。分化差者癌细胞多以实性生长为主。癌组织附近的肝细胞受压萎缩,部分切片中肝组织伴肝硬化改变(图 8-48)。

（2）高倍镜:癌细胞与正常肝细胞相似,呈多边形,胞质丰富,颗粒状,嗜酸性,核大深染,核质比增大。分化差者癌细胞异型性明显,常见巨核及奇异形核的癌细胞(图 8-49)。

（3）诊断要点:癌细胞呈团块状、条索状排列,间质血窦丰富;癌细胞呈多边形,胞质丰富,嗜酸性,异型性明显。

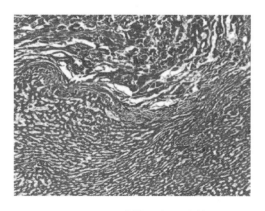

图 8-48 肝细胞性肝癌(低倍镜)

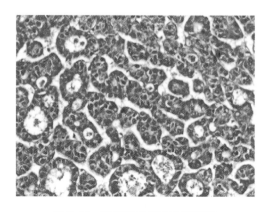

图 8-49 肝细胞性肝癌(高倍镜)

三、临床病理讨论

病例 8-1

病例 8-1

【病史摘要】

患者,男,51 岁,主诉:食欲不振、腹胀 10 年,加重伴黄疸 1 周,5 h 前呕咖啡色液体。10 年前食欲不振、腹胀、黄疸及肝功能异常,当地医院诊断为"肝炎",住院治疗症状消失、肝功能正常后出院。10 个月后因工作劳累,上述症状复发并加重,经住院治疗后好转出院。后常感腹胀、厌油、食欲不振、乏力,体重减轻。1 周前腹胀加重,出现明显皮肤、巩膜黄染。5 h 前患者呕出咖啡色物,头昏、乏力,急诊入院。

入院体检:体温 36.7℃,脉搏 80 次/分,呼吸 19 次/分,血压 100/60 mmHg。神志清醒。消瘦,皮肤、巩膜中度黄染,面部和胸前皮肤可见数个蜘蛛痣。心肺无异常。腹部膨隆,肝肋下未触及,脾肋下 3 cm,腹部移动性浊音阳性。

实验室检查:总胆红素 307 μmol/L;谷丙转氨酶 131 U/L;HBsAg(+)。

入院后对症治疗,病情无好转,患者再次出现呕吐咖啡色液体、多次柏油样便,进入昏迷状态,黄疸加重,经抢救无效死亡。

【尸检摘要】

皮肤、巩膜深度黄染。腹腔内黄色清亮液体约 2000 mL。食管下段静脉曲张破裂,脾淤血肿大、质硬。肝脏体积缩小,重约 650 g,质硬,表面及切面布满均匀的大小近似的小结节。胃肠腔内有咖啡色液,黏膜水肿、点状出血。

肝病理学检查:镜下见正常肝小叶结构被破坏,代之广泛增生的纤维结缔组织包绕的圆形或类圆形肝细胞团。肝细胞不同程度地胞质疏松化、气球样变和坏死,可见再生的肝细胞结节。外周的纤维间隔宽窄比较一致,内有数量不等的淋巴细胞、单核细胞等浸润,以及小胆管的增生和无管腔的假胆管。

【讨论题】

1. 本例患者的主要病理诊断。

2. 本例患者可能的死亡原因。

3. 简要探讨各种病变的发生、发展过程与临床病理联系。

病例 8-2

病例 8-2

【病史摘要】

患者,女,59 岁。主诉:上腹部疼痛伴腹胀、食欲下降、消瘦 3 个月,黑便 5 天,腹痛加重伴呕血 3 h。既往史:患者 1 年来常有上腹部隐痛,未经诊治。近 3 个月来腹痛频繁且无规律,食欲不振,逐渐消瘦,并有肝区不适。5 天前上腹部疼痛后大便呈柏油样,头昏乏力。3 h 前无明显诱因出现腹痛加重,恶心,呕血,排柏油样便,遂入院。

体检:贫血貌,明显消瘦,四肢湿冷,体温 36.3℃,脉搏 119 次/分,血压 50/30 mmHg,左锁骨上触及蚕豆大结节,质硬、无压痛、活动度小。心肺无异常。腹部稍膨隆,上腹部剑突下触及包块。肝脏稍大,脾肋下未触及。腹部移动性浊音阳性。

入院后经输血、抗休克等治疗,抢救无效死亡。

【尸检摘要】

腹腔内见淡黄色澄清腹腔积液。胃及十二指肠、空肠内见大量积血。胃窦小弯侧胃壁明显水肿、增厚,距幽门 3 cm 处有一直径 5 cm 大小的火山口状溃疡,底部出血、坏死明显,周边黏膜隆起,切面灰白、质硬,侵及浆膜,并与周围组织粘连。锁骨上、腹主动脉旁、肠系膜根部、肝门等淋巴结肿大,质硬,切面灰白色。大网膜可见多个直径小于 1 cm 的灰白色结节,横膈下、结肠、髂窝有广泛粟粒样灰白色结节。肝肿大,表面可见数个 1 cm×1 cm×1.5 cm 的灰白色结节,质硬,与周围组织界限清楚。双侧卵巢肿物:6 cm×5 cm×5 cm,卵圆形,无粘连,切面实性,胶质样。

病理学检查:正常胃黏膜被破坏,成群或散在分布一些将核挤到一边呈印戒状的异型瘤细胞,可见黏液湖,瘤细胞侵及浆膜外脂肪组织,脉管内见瘤栓。淋巴结、卵巢肿物、大网膜结节、肝脏结节的镜下结构与胃部肿块结构相同。

【讨论题】

1. 写出本例患者的病理诊断及诊断依据。

2. 试述本例患者可能的死亡原因。

3. 试分析本例患者病变可能的扩散方式。

四、思考与提高

1. 患者,男,40 岁。常有上腹部不适或隐痛伴腹胀、反酸、嗳气 3 年余。胃镜检查见:胃窦部黏膜灰白,皱襞明显变浅、部分消失,黏膜下血管清晰可见。患者可能患有什么疾病?病变部位镜下有何病变特点?

2. 简述消化性溃疡病的病理变化。溃疡病患者为什么出现上腹部疼痛及反酸、嗳气等症状?试分析慢性胃溃疡病不易愈合的原因。

3. 简述病毒性肝炎的基本病理变化及各类型的病变特点。

4. 试以慢性肝炎为例,讨论门脉性肝硬化的发生机制,并解释门脉高压产生的原因和临床主要表现。

5. 试比较良、恶性溃疡的肉眼形态特点。

6. 简述食管癌、胃癌、大肠癌以及肝细胞性肝癌的大体分型。试根据其病理特点解释临床症状和体征。

五、最新进展

进行性肝纤维化是各种慢性肝病向肝硬化发展的关键环节。早期肝纤维化病理过程是可逆的。因此早期对肝纤维化明确诊断和准确评估纤维化程度至关重要。目前采用的诊断方法主要包括病理学诊断、血清学诊断、影像学诊断等。

(1)肝穿刺活组织病理学诊断:诊断、评估肝纤维化的"金标准"。目前主要有以下两种方法:①传统的半定量评估:对肝组织进行炎症分级和纤维化分期评分,主要缺点是分期不够精确以及存在观察偏差等。②定量评估:新的组织学测量方法,通过计算机辅助显像系统定量提供胶原蛋白比例。定量评估能敏感反应肝纤维化的变化,准确评估肝纤维化的逆转。但病理评估有创取材、取样误差、不利于长期随访,多数患者不能接受。

(2)非创伤性肝纤维化诊断:近年临床开展较多的、操作方便、患者较易接受的检查方法。①肝纤维化血清标志物:包括反映肝功能变化和反映肝纤维化程度的标志物。临床上常采用多项血清学指标联合检测,并建立了多种诊断肝纤维化的无创诊断数学模型。Fibrotest 模型是目前临床应用较多的纤维化血清诊断数学模型。②影像学诊断:多采用多种超声、CT 和核磁共振检查联合评估炎症及纤维化程度。如利用瞬时弹性成像技术（Fibroscan 等）对肝脏硬度进行无创定量检测。但迄今非创伤性肝纤维化诊断还不能完全替代肝活体组织检查，尚难达到临床对肝纤维化早期诊断和动态监测病情发展和评估药物疗效的要求。未来的方向可能是建立非创伤性指标联合进行检测和综合评估，以提高肝纤维化非创伤性诊断的临床精准性、敏感性。

（吉巧红）

实验九　淋巴造血系统疾病

一、目的要求

(1) 熟悉反应性淋巴结肿大的病理变化。
(2) 掌握霍奇金淋巴瘤的病理分型及病变特点。
(3) 熟悉非霍奇金淋巴瘤的分类,熟悉霍奇金淋巴瘤与非霍奇金淋巴瘤的比较。
(4) 熟悉急性髓系白血病、慢性骨髓增生性疾病的病理变化、分类、临床病理联系。

二、实验内容

(一) 大体标本观察

1. 恶性淋巴瘤(malignant lymphoma)　淋巴结肿大,多个相互融合呈巨大姜块状,有部分包膜,切面均质、质软、细嫩、湿润,灰红或灰白色,似鱼肉状,可见散在的灰黄色坏死灶(图 9-1)。

2. 肝转移性淋巴瘤(hepatic metastatic lymphoma)　肝肿大,包膜增厚,质较硬;切面暗红色,结构紊乱,可见不规则梗死灶(图 9-2)。

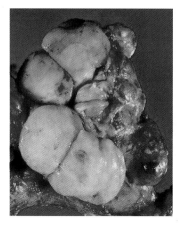

图 9-1　恶性淋巴瘤

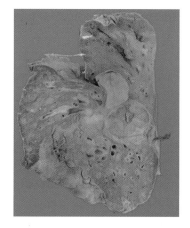

图 9-2　肝转移性淋巴瘤

(二) 组织切片观察

1. 淋巴结反应性增生

(1) 低倍镜:见淋巴结结构存在,淋巴滤泡增生,数量增多,多分布于皮质,少数淋巴滤泡位于皮、髓质交界处(图 9-3)。

(2) 高倍镜:淋巴滤泡生发中心明显扩大,内有多种转化过程中的淋巴细胞,生发中心周围有小淋巴细胞环绕;淋巴滤泡之间淋巴组织内可见炎症细胞浸润,淋巴窦内网状内皮细胞增生(图 9-4)。

(3) 诊断要点:淋巴滤泡增生,生发中心明显扩大;淋巴滤泡之间淋巴组织内可见炎症细胞浸润。

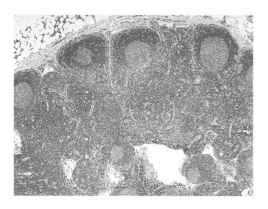

图 9-3　淋巴结反应性增生(低倍镜)

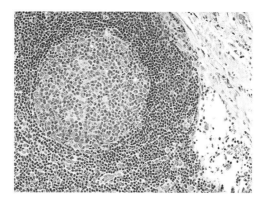

图 9-4　淋巴结反应性增生(高倍镜)

2. 霍奇金淋巴瘤

(1) 低倍镜:淋巴结组织结构被破坏,全被肿瘤组织代替;肿瘤组织中的细胞成分有两类,即肿瘤性细胞成分及反应性细胞成分(图 9-5)。

(2) 高倍镜:瘤细胞形态多样,可见形态各异的肿瘤细胞,瘤细胞胞质丰富,大小形态不一,单核、双核或多核,核膜厚而清楚,核内有大(直径与红细胞相当)的嗜酸性、居中位的核仁,周围有空晕;切片中最多见单核瘤细胞,又称霍奇金细胞,双核或多核 R-S(Reed-Sternberg)细胞为典型的 R-S 细胞(诊断性 R-S 细胞),其中双核、等大、对称者称镜影细胞(最具诊断价值);反应性细胞主要为淋巴细胞、嗜酸性粒细胞、中性粒细胞、浆细胞等,数目多少不等,散在分布于肿瘤细胞间(图 9-6)。

(3) 诊断要点:淋巴结结构破坏,其中见多种细胞成分(瘤细胞、反应性炎症细胞);见典型的 R-S 细胞。

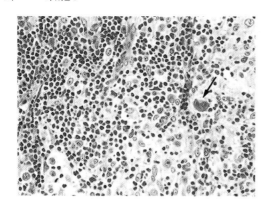

图 9-5　霍奇金淋巴瘤(低倍镜)

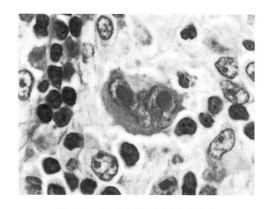

图 9-6　霍奇金淋巴瘤(高倍镜)

3. 滤泡性淋巴瘤

(1) 低倍镜:肿瘤细胞形成明显的结节状或滤泡样结构,遍及整个或大部分淋巴结(图 9-7)。

(2) 高倍镜:瘤细胞与正常生发中心的 B 淋巴细胞相似,属中心细胞,核弯曲,呈凹陷或折叠状,有明显的核裂,染色质粗糙致密,核仁不明显;在瘤细胞中混合有数量不等的中心母细胞,体积大,无核裂,染色质空泡状,多个核仁,核分裂象常见(图 9-8)。

(3) 诊断要点:肿瘤性淋巴细胞排列成结节性滤泡状;有核裂的小中心细胞间混合有数量不等的大中心母细胞。

4. 弥漫性大 B 细胞淋巴瘤

(1) 低倍镜:淋巴结正常结构完全消失,较大的肿瘤细胞呈弥漫性排列(图 9-9)。

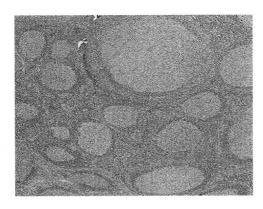

图9-7 滤泡性淋巴瘤(低倍镜)

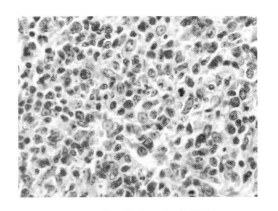

图9-8 滤泡性淋巴瘤(高倍镜)

（2）高倍镜：瘤细胞体积大，核大，形态各异，圆形、不规则或有核裂，染色质分散，核仁明显，单个或多个，胞质浅染、量中等(图9-10)。

（3）诊断要点：肿瘤细胞弥漫性排列；瘤细胞体积大，核大，形态各异。

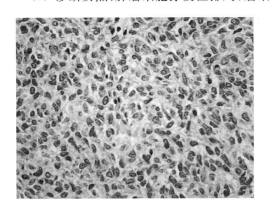

图9-9 弥漫性大B细胞淋巴瘤(低倍镜)

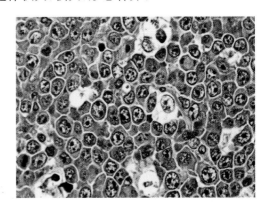

图9-10 弥漫性大B细胞淋巴瘤(高倍镜)

5. 伯基特(Burkitt)淋巴瘤

（1）低倍镜：肿瘤细胞弥漫性排列，大小较为一致(图9-11)。

（2）高倍镜：瘤细胞中等大小，核圆形或椭圆形，染色质粗糙，2～5个核仁，核分裂象多见，胞质量中等，嗜碱性或嗜双色性；肿瘤中散在巨噬细胞，胞质含有被吞噬的瘤细胞碎片，形成"满天星"图像(图9-12)。

（3）诊断要点：肿瘤细胞弥漫性排列，大小较为一致，"满天星"图像。

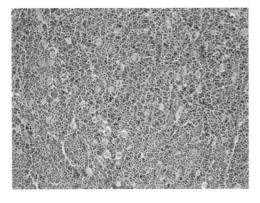

图9-11 伯基特淋巴瘤(低倍镜)

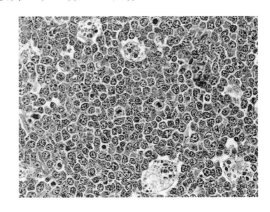

图9-12 伯基特淋巴瘤(高倍镜)

6. 肝转移性淋巴细胞性白血病

（1）低倍镜：肝内有大量白血病细胞浸润，使局部肝正常结构破坏（图9-13）。

（2）高倍镜：肝汇管区及其周围肝窦有密集的瘤细胞浸润，肝窦轻度扩张；瘤细胞为比较成熟的小淋巴细胞（图9-14）。

（3）诊断要点：肝小叶正常结构受到破坏，肝汇管区及其周围肝窦有大量白血病细胞浸润；白血病细胞为比较成熟的小淋巴细胞。

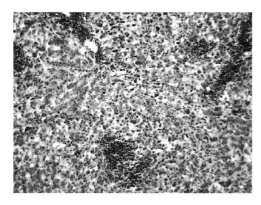

图9-13　肝转移性淋巴细胞性白血病（低倍镜）

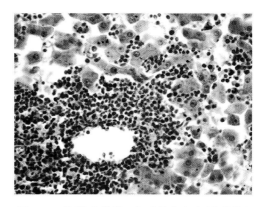

图9-14　肝转移性淋巴细胞性白血病（高倍镜）

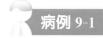

三、临床病理讨论

病例 9-1

【病史摘要】

患者，女，21岁，某厂矿工人。主诉：身软乏力20天，双上肢麻木瘫痪3日。20天前，患者自感全身乏力，食欲减退，5日后双腿疼痛，以休息睡觉时为甚，行走时见轻，在当地医院按风湿治疗（用药不详）无效。3天前双下肢麻木僵硬，伴腰痛、行走困难，转入我院前不能行走。

查体：体温37～39℃，脉搏76次/分，呼吸18次/分，血压120/80 mmHg。营养尚可，应答正常。左第1、2肋间有一包块，质硬，活动性差。左肺上部叩诊呈浊音，呼吸音正常，无干湿啰音。心脏未见异常。腹平软，肝肿大，肋缘下2 cm，边缘钝圆，脾肋缘下刚触及，质软。左手握力下降，舌尖向左歪斜，腹壁反射消失。

实验室检查：血红蛋白98 g/L，白细胞11.0×10^9/L，原始粒细胞0.29，早幼粒细胞0.04。骨髓检查：原始粒细胞0.65，早幼粒细胞0.12。脑脊液蛋白6.4 g/L，氯化物203 mmol/L，细胞总数8×10^6/L。入院后抗感染及对症治疗无效死亡。

【尸检摘要】

青年女尸一具，身长168 cm，体重54 kg。

左侧胸膜近第2肋处，有一圆形肿瘤结节，核桃大小，切面绿色。第2、3、6肋骨处亦有直径1～2 cm的绿色肿瘤。右侧胸膜广泛粘连。两肺充血水肿。主动脉内膜有少量黄色脂质沉积。肝肿大，切面右叶中心有一直径2 cm的圆形绿色结节。脾肿大，切面灰红色。胃底有花斑状出血。膀胱黏膜出血。硬脑膜上亦有数个黄豆至蚕豆大的绿色结节。脑干及脊髓灶性软化，可见黄豆大的浸润灶。股骨干内骨髓呈灰白色，镜下见：股骨干及胸骨骨髓内粒细胞增生，主要为原始粒细胞。肝窦内原始粒细胞浸润，部分形成结节。脾窦内原始粒细胞浸润。胸膜、硬脑膜上的绿色结节均为未成熟的粒细胞。腹膜后淋巴结，脑干、胸腰段脊髓的硬膜外，双肾，睾丸等均见瘤细胞浸润，腰脊髓前角神经细胞变性坏死。双肺充血水肿，中性粒细胞浸润，肺

病例9-1

NOTE

泡壁原始粒细胞浸润。

【讨论题】

1. 做出临床及病理诊断。

2. 判断死亡原因。

3. 胸膜、硬脑膜的肿瘤结节为什么呈绿色? 此种结节有何意义?

病例 9-2

病例 9-2

【病史摘要】

王某,女,16 岁,中学生。主诉"左颈部淋巴结肿大半年,低热、乏力 1 个月余"。半年前患"扁桃体炎"后,左颈部发现一豌豆大淋巴结,不红不痛,未治疗。此后淋巴结逐渐长大,1 个月后约花生米大小,圆形,界清,活动,质硬,无触痛及压痛,局部皮肤无异常。当地医院诊断为"慢性淋巴结炎",给予消炎治疗。入院前 40 天,患者出现不规则低热、乏力、食欲差,左颈部淋巴结直径 2.5 cm,尚能活动,不痛,质硬,在其边缘可触及另一枚绿豆大淋巴结。X 线检查发现左肺上叶有一钙化灶。县医院诊断为"颈淋巴结结核",给予抗结核治疗,疗效不肯定。转入我院。

查体:体温 37.6℃,脉搏 88 次/分,呼吸 24 次/分,血压 110/80 mmHg。营养尚可,应答切题。左颈部明显肿块,约 3.5 cm×4.6 cm 大小,质韧而固定,表面凹凸不平,触之有分叶感,似多个淋巴结融合;肿块后缘尚能触及黄豆、花生米大肿物各一个,左颈静脉轻度怒张。肝脾不肿大,其他部位浅表淋巴结未能触及。

颈部肿块活检:镜下未见明显淋巴结结构,淋巴细胞和组织细胞大量增生,弥漫分布,其中见少量多核瘤巨细胞,椭圆形,胞质丰富红染,核大,核膜增厚,可见"大红晕"核仁,双核者两核对称排列。另有部分细胞呈陷窝状,散布于淋巴细胞之间,或排列成片。此外尚见小灶性坏死,嗜酸性粒细胞、浆细胞和中性粒细胞浸润。切片中见增生的纤维组织呈条索状,将上述细胞分割成许多大小不等的结节,部分区域有带状胶原纤维条索形成。报告为:恶性淋巴瘤。

治疗经过:给予抗肿瘤药物治疗,1 个疗程后,肿块缩小,病情好转,3 个疗程后,患者症状消失出院。

出院随访:患者家境贫寒,出院后 3 个月淋巴结再次肿大,县医院仍坚持抗结核治疗,2 年后患者全身多脏器衰竭合并感染、休克,抢救无效死亡。

【讨论题】

1. 诊断恶性淋巴瘤有哪些依据?

2. 霍奇金淋巴瘤和非霍奇金淋巴瘤在临床和病理方面有什么异同?

3. 检讨本病历诊断和治疗。

四、思考与提高

1. 简述白血病的共同临床特点。

2. 何谓"满天星"图像?

3. 请描述 R-S 细胞。

4. 霍奇金淋巴瘤如何分型? 各型主要特点是什么?

5. 恶性淋巴瘤按其起源细胞分为哪几种?

6. 伯基特淋巴瘤的镜下特点及临床特点是什么?

五、最新进展

(一)急性淋巴细胞白血病(ALL)治疗进展

免疫治疗对复发难治的急性 B 淋巴细胞白血病(B-ALL)取得了较好的疗效。以 CD19 为靶点的嵌合抗原受体 T(CART)细胞治疗,可获得 60%~80%的完全缓解率。但治疗后 1/3~1/2 的患者仍复发,原因之一是输入体内的 CART 细胞不能长久存活,一般存活时间 3~6 天。应用细胞因子或助推疫苗调节 T 淋巴细胞的生物学行为可延长 CART 细胞在体内的存活时间。复发的另一个原因是免疫逃逸作用使 CD19 抗原丢失,引起系列转变。CD22 是另一个治疗复发难治 B-ALL 可利用的靶点。针对 CD22 的 CART 细胞治疗,可获得 75%的完全缓解率,包括 CD19 CART 治疗后抗原丢失的病例。目前双特异性的 CART 细胞治疗将进入临床试验。

自 2000 年以后,许多新药已应用于 ALL 的临床治疗或已开展临床试验。如伊马替尼(2001 年)、克拉屈滨(2004 年)、奈拉滨(2005 年)、达沙替尼(2006 年)、脂质体长春新碱(2012 年)、泊那替尼(2012 年)、博纳吐单抗(2014 年)。目前正在进行临床试验的药物包括:MTOR 抑制剂,HDAC 抑制剂,BTK 抑制剂,JAK-STAT 抑制剂、蛋白酶体抑制剂、PD-1 抗体等。靶向药物联合传统化疗或免疫治疗提高了某些 ALL 亚型如 Ph^+ ALL、BCR-ABL 样 ALL 的疗效。髓样/淋巴样白血病基因(MLL)重排的 ALL,基于对其生物学特性的进一步认识,目前正在进行下列临床试验:去甲基化药物+化疗;DOTIL 抑制剂+化疗;FLT3 抑制剂+化疗;MEK 抑制剂+化疗;BCL-2 抑制剂+化疗。

急性 T 淋巴细胞白血病(T-ALL)的治疗效果较差,目前研究显示包含奈拉滨的联合化疗方案治疗初治的 T-ALL,安全性较好,但是否明显提高疗效尚需进一步验证。针对 T-ALL 的临床试验较多,分别靶向不同的信号激活通路。如靶向 NOTCH(γ 分泌酶抑制剂);靶向 IL7R-JAK1/3-STAT5 轴(卢索替尼);靶向 PI3K/AKT/MTOR 轴(PI3K 或 MTOR 抑制剂);靶向 NUP214-ABL1 重排(达沙替尼);靶向 BCL-2(BCL-2 抑制剂)。

(二)急性髓系白血病(AML)的诊断和治疗进展

1. AML 诊断进展　随着二代测序技术在 AML 诊断中的广泛应用,发现越来越多的分子标志可用于 AML 的分类、预后判断及微小残留病(MRD)的监测。如表观调节子突变(DNMT3A、TET2、ASXL1 等)和剪切子基因突变(SF3B1、SRSF2 等)是 AML 的早期分子事件;然后是白血病基因转化事件(如 NPM1 或信号分子突变)。

WHO 分类中出现了 3 个异质性的新类型:①AML 伴核染色质突变、RNA 剪切子基因突变或两者均有;②AML 伴 TP53 突变、非整倍体、或两者均有;③AML 伴 IDH2R172 突变。

2. AML 治疗新策略　近 30 年,"3+7"方案是 AML 治疗的标准方案。年轻患者可获得 60%~80%的完全缓解率;老年患者可获得 40%~60%的完全缓解率。但治疗后面临威胁生命的并发症,且多数患者终将复发。临床研究者曾尝试以下方法提高疗效:①增加蒽环类药物剂量;②使用中、大剂量阿糖胞苷;③双诱导;④增加第 3 种药物。这些方法也仅提高了非不良核型患者的疗效。其他细胞毒药物如嘌呤类似物的疗效并未获肯定,需权衡利弊后使用。因为 AML 是分子和遗传学高度异质性的疾病,故"3+7"方案已不能适应所有患者的治疗要求。

近年来靶向细胞表面标志、突变基因、细胞信号转导途径及免疫反应的治疗策略不断涌现,显示出良好的效果。未来将开启无化疗的治疗时代。急性早幼粒细胞白血病的治疗已经做出典范,全反式维 A 酸联合砷剂的疗效已经超越传统化疗,开启了无化疗的家庭治疗模式。FLT3 抑制剂已提高了伴 FLT3 突变的 AML 的疗效;纳米技术包装的脂质体阿糖胞苷(CPX-351)提高了老年继发 AML 的完全缓解率和生存率;来源于喹诺酮类的药物 vosaroxin 联合中

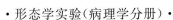
剂量阿糖胞苷显示出对老年复发难治 AML 的良好疗效；CD123 单克隆抗体已应用于缓解后的维持治疗和复发后的挽救治疗；小分子靶向抑制剂如 venetoclax（BCL2 抑制剂）、idasanutlin（MDM2 抑制剂）、selinexor（核输出蛋白抑制剂）均已进入 3 期临床。

（赵建龙）

实验十 泌尿系统疾病

一、目的要求

（1）掌握各型肾小球肾炎的病变特点及临床病理联系。
（2）掌握急、慢性肾盂肾炎的病变特点及发展经过。
（3）掌握肾细胞癌和膀胱尿路上皮癌的病变特点。

二、实验内容

（一）大体标本观察

1. 急性弥漫性增生性肾小球肾炎（acute diffuse proliferative glomerulonephritis） 病变肾脏体积明显肿大（14 cm×7.5 cm×5 cm），包膜紧张，表面光滑，颜色发红，即"大红肾"。有的肾脏表面有散在的粟粒大小的出血点，又称"蚤咬肾"。切面：因广泛的充血、出血，皮、髓质界限稍显模糊。标本红色的充血和出血部位固定后呈黑色（图10-1）。

2. 慢性肾小球肾炎（chronic glomerulonephritis） 病变肾脏体积明显缩小（7.5 cm×4.5 cm×3 cm），质地变硬，被膜不易剥离，肾脏表面呈不规则密集的细颗粒状。切面肾皮质变薄，皮、髓质界限不清，肾盂周围脂肪组织增多，称为颗粒性固缩肾（图10-2）。

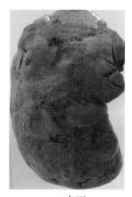 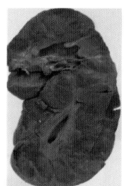 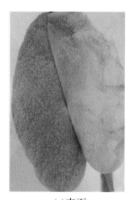 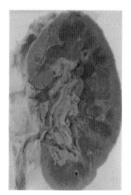

| (a)表面 | (b)切面 | (a)表面 | (b)切面 |

图 10-1　急性弥漫性增生性肾小球肾炎　　　图 10-2　慢性肾小球肾炎

3. 急性肾盂肾炎（acute pyelonephritis） 病变肾脏体积明显增大，表面血管扩张充血或出血（固定后呈黑色），并可见黄白色脓性渗出物形成。切面，可见多个小的黄色化脓病灶，肾盂黏膜充血、水肿及脓性渗出物形成（图10-3）。

4. 慢性肾盂肾炎（chronic pyelonephritis） 病变肾脏体积缩小，表面出现大的凹陷性瘢痕并与肾被膜粘连。切面：皮、髓质界限不清，肾乳头萎缩，肾盂、肾盏因瘢痕收缩而变形；肾盂黏膜粗糙（图10-4）。

5. 肾细胞癌（renal cell carcinoma） 癌组织位于肾上极，切面可见一灰白色圆形结节，界限清楚，有坏死、出血及钙化形成，呈现红、黄、灰白等多彩状（图10-5）。

6. 膀胱尿路上皮癌（bladder urothelial carcinoma） 标本为膀胱的切面。癌组织为多发

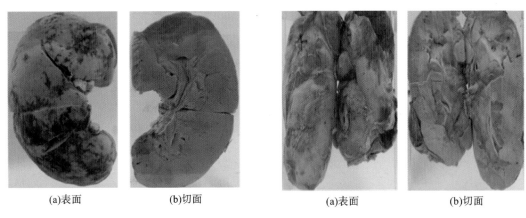

(a)表面　　　　　　(b)切面　　　　　　　　　(a)表面　　　　　　(b)切面

图 10-3　急性肾盂肾炎　　　　　　　　　图 10-4　慢性肾盂肾炎

乳头状,切面灰白色,向膀胱壁呈浸润性生长,同时向膀胱腔呈乳头状生长(图 10-6)。

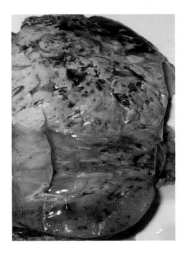

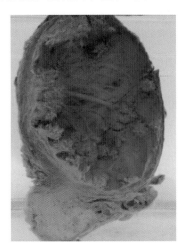

图 10-5　肾细胞癌　　　　　　　　　　图 10-6　膀胱尿路上皮癌

(二)组织切片观察

1. 急性弥漫性增生性肾小球肾炎

(1)低倍镜:主要观察皮质部位。肾小球体积普遍增大,肾小球内细胞数量增多。近曲小管上皮细胞水肿,管腔内可见管型。间质血管扩张充血、水肿,炎症细胞浸润(图 10-7)。

(2)高倍镜:肾小球内毛细血管内皮细胞和系膜细胞弥漫增生,中性粒细胞和单核细胞浸润(图 10-8)。

(3)诊断要点:多数肾小球体积增大,细胞数量增多。肾小球内毛细血管内皮细胞和系膜细胞弥漫增生。

2. 急进性(新月体性)肾小球肾炎

(1)低倍镜:多数肾小球球囊内可见到新月体或环状体形成(图 10-9)。

(2)高倍镜:肾球囊壁层上皮细胞向球囊内高度增生呈多层,似新月。重者包绕整个血管丛,呈环形,伴单核细胞浸润(图 10-10)。

(3)诊断要点:大部分肾小球可见到新月体形成,新月体由增生的肾球囊壁层上皮细胞和渗出的单核细胞构成。

3. 慢性肾小球肾炎

(1)低倍镜:观察皮质部位。大量肾小球体积缩小,纤维化和玻璃样变性明显,相应的肾小管萎缩、消失。病变肾小球呈集中现象。残存的肾单位代偿性肥大,表现为肾小球体积增

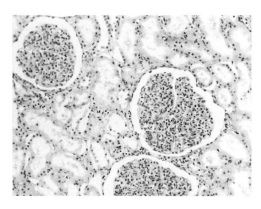

图 10-7　急性弥漫性增生性肾小球肾炎(低倍镜)

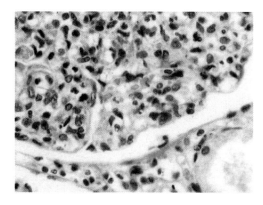

图 10-8　急性弥漫性增生性肾小球肾炎(高倍镜)

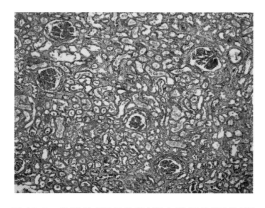

图 10-9　急进性(新月体性)肾小球肾炎(低倍镜)

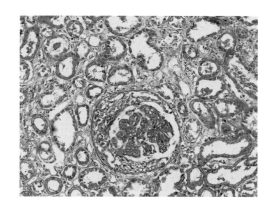

图 10-10　急进性(新月体性)肾小球肾炎(高倍镜)

大,周围肾小管扩张,上皮细胞呈高柱状,并在扩张的肾小管腔内常可见到各种管型。间质纤维组织增生,炎症细胞浸润,有时可见部分小动脉管壁增厚(图 10-11)。

(2)高倍镜:大量肾小球纤维化、玻璃样变性,相应的肾小管萎缩、消失。代偿性肥大的肾小球体积增大,周围肾小管扩张,上皮细胞呈高柱状,并在扩张的肾小管腔内常可见到各种管型。间质纤维组织增生,淋巴细胞浸润(图 10-12)。

(3)诊断要点:多数肾小球纤维化、玻璃样变性,呈集中现象。残存的肾单位代偿性肥大、扩张。

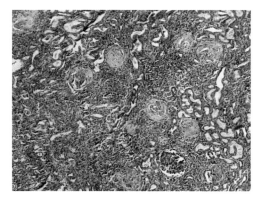

图 10-11　慢性肾小球肾炎(低倍镜)

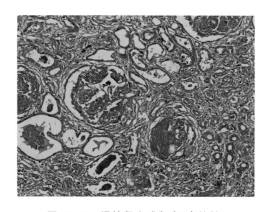

图 10-12　慢性肾小球肾炎(高倍镜)

4. 急性肾盂肾炎

(1)低倍镜:肾小管及其周围肾间质大量炎症细胞弥漫浸润,血管扩张充血。可见大小不等的脓肿形成。肾小管腔内充满脓性渗出物(图 10-13)。

(2) 高倍镜:中性粒细胞在肾间质内弥漫浸润。肾小管腔内充满脓细胞(图 10-14)。

(3) 诊断要点:肾盂、肾小管、肾间质的急性化脓性炎。

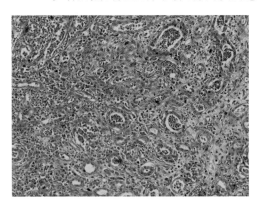

图 10-13　急性肾盂肾炎(低倍镜)

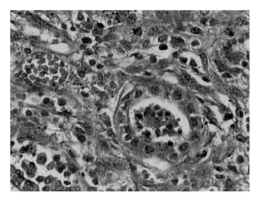

图 10-14　急性肾盂肾炎(高倍镜)

5. 慢性肾盂肾炎

(1) 低倍镜:肾小球周围纤维化明显。肾小管萎缩或扩张。间质纤维组织增生伴有炎症细胞浸润(图 10-15)。

(2) 高倍镜:肾球囊有特征性改变,即肾球囊囊壁及周围呈同心层状纤维化,肾小管可发生萎缩、消失。部分肾小管扩张,有均质红染的胶样管型,呈甲状腺滤泡样变。间质大量纤维组织增生伴有淋巴细胞、浆细胞等浸润(图 10-16)。

(3) 诊断要点:肾球囊周围纤维化,部分肾小管甲状腺滤泡样变。请注意观察是否有慢性炎症急性发作。

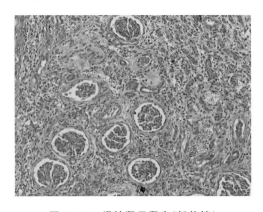

图 10-15　慢性肾盂肾炎(低倍镜)

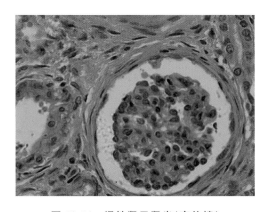

图 10-16　慢性肾盂肾炎(高倍镜)

6. 肾透明细胞癌

(1) 低倍镜:肿瘤细胞胞质透亮,呈片状,间质少(图 10-17)。

(2) 高倍镜:癌细胞多角形或立方形,轮廓清晰,胞质透亮或颗粒状,细胞核居中,间质少,有丰富的毛细血管和血窦(图 10-18)。

(3) 诊断要点:癌细胞胞质透亮,间质血管丰富。

7. 膀胱低级别乳头状尿路上皮癌

(1) 低倍镜:肿瘤细胞多层,呈乳头状增生,间质血管丰富(图 10-19)。

(2) 高倍镜:癌细胞排列紧密,有正常极性,可见明显的小灶性核异型性增生,深染,基底部可见少量核分裂象(图 10-20)。

(3) 诊断要点:乳头状增生的癌细胞有轻度异型性。

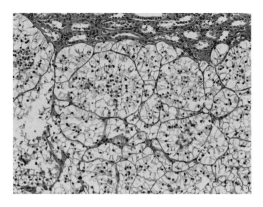

图 10-17 肾透明细胞癌（低倍镜）

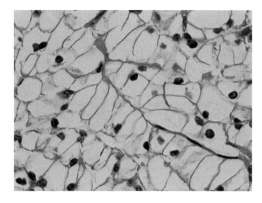

图 10-18 肾透明细胞癌（高倍镜）

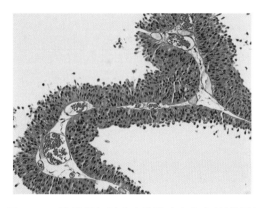

图 10-19 膀胱低级别乳头状尿路上皮癌（低倍镜）

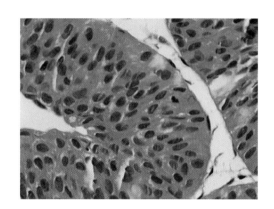

图 10-20 膀胱低级别乳头状尿路上皮癌（高倍镜）

三、临床病理讨论

病例 10-1

【病史摘要】

李某，男，8 岁，全身水肿 5 天，呼吸困难 1 天急症入院。患儿于 1 周前早晨起床时两眼睑开始出现轻度水肿，后逐渐加重，并遍及颜面、四肢及全身，尿量减少。1 天前出现呼吸困难伴有轻度发热，自诉两侧上胸痛。入院当天下午，呼吸困难明显加重，无尿。患儿于 2 个月前右侧大腿内侧、腹股沟及阴囊出现蜂窝织炎，至今仍未痊愈，无其他病史。

体检：T 39 ℃，P 126 次/分，R 40 次/分，BP 150/70 mmHg。营养、发育稍差，烦躁，呼吸困难，不能平卧，呈急性面容，口周发绀，鼻翼扇动，全身水肿，右侧大腿内侧、腹股沟及阴囊明显红肿。两侧颈静脉轻度怒张。心界稍扩大，心音弱，无杂音，心率 126 次/分，律齐，两肺可闻及少许湿啰音。腹部膨胀，有轻度移动性浊音，肝右肋下 4 cm，边缘钝，质中等，有压痛。血常规：血红蛋白 96 g/L，红细胞 $3.6×10^{12}$/L，白细胞 $13.9×10^9$/L，中性粒细胞 0.75，淋巴细胞 0.24，单核细胞 0.01。尿常规：蛋白（＋＋＋），红细胞（＋＋），白细胞 1～3 个/LP，颗粒管型 0～1 个/HP。酚红试验：2 h 酚红排泄总量 45%，血非蛋白氮 37.2 mg/dL，红细胞沉降率 26 mm/h。X 线检查：心脏扩大、心搏减弱，肺呈淤血表现。入院后进行利尿、强心治疗，病情未见好转而死亡。

【尸检摘要】

两侧肾脏呈对称性肿大，包膜紧张，表面光滑，色泽红，有小点状出血，切面皮质增厚，纹理

病例 10-1

NOTE

模糊,但与髓质界限清楚。镜下,肾小球体积普遍增大,肾小球内细胞数量增多,主要为毛细血管内皮细胞和系膜细胞增生,中性粒细胞和单核细胞浸润。近曲小管上皮细胞水肿,管腔内有管型。间质血管扩张充血、水肿,炎症细胞浸润。心脏扩大,肺呈淤血改变。

【讨论题】

1. 本病例患者发生了什么疾病? 其诊断依据是什么?

2. 用你所学的病理学知识解释患者为什么会出现少尿、无尿、水肿和高血压等临床表现?

3. 蜂窝织炎、肾脏病变、心肺表现之间有什么联系?

4. 患者的主要死亡原因是什么?

病例 10-2

病例 10-2

【病史摘要】

王某,女,30 岁,已婚。因恶寒、发热 6 天,腰部酸痛、尿频、尿急、尿痛 3 天入院治疗。3 天前自觉腰部酸痛难受,排尿次数增多,每天 20 次左右,并伴有尿急、尿痛症状。半年前曾患有"膀胱炎"病史,治疗后,小便次数比往日增多,无尿痛。体检:体温 39℃,脉搏 132 次/分,呼吸 24 次/分,血压 135/80 mmHg。心肺无异常,肝脾未触及,右肾区有明显叩击痛。实验室检查:白细胞计数 18×10^9/L,中性粒细胞 0.87,淋巴细胞 0.13。尿蛋白(+),红细胞(+),白细胞(+++),出现白细胞管型。早晨新鲜中段尿培养有大肠杆菌生长,菌落计数 12 万/mL。入院后立即给予抗生素治疗,大量饮水,补液 10 天后症状消失,痊愈出院。

【讨论题】

1. 本病例患者发生了什么疾病? 其诊断依据是什么?

2. 试分析膀胱炎与本次发病有什么关系。

3. 本病例尿检为什么发现白细胞管型?

四、思考与提高

1. 简述急性肾小球肾炎出现少尿、无尿的原因。

2. 试述慢性肾小球肾炎的病理变化及临床病理联系。

3. 试述慢性肾小球肾炎与慢性肾盂肾炎的区别。

4. 王某,男,59 岁,印染厂工人。因尿频、尿急、尿痛 1 个月,血尿 5 天入院。体格检查:体温 38.5℃,肾区无叩击痛。超声检查:膀胱侧壁见多个乳头状肿物。请问:患者最可能是什么疾病? 镜下病理改变如何? 并请结合病理解释患者的临床表现。

五、最新进展

肾癌的治疗

肾癌在临床上一般采取手术治疗、生物治疗和靶向治疗等综合治疗。放化疗对肾癌的治疗效果不明显。外科手术治疗肾癌通常是首选治疗方法,也是目前被公认可治愈肾癌的手段。对局限性或局部进展性(早期或中期)肾癌患者采用以外科手术为主的治疗方式;如果不能耐受手术,晚期肾癌应采用以内科综合治疗为主的方法。可选用生物免疫治疗或者靶向治疗,通过介入治疗的方法进行肾动脉栓塞也可起到缓解血尿症状的作用。具体方案由医生根据患者情况综合制订。

生物免疫治疗可通过免疫活性细胞来扩大细胞及抗体免疫反应的效应,利用和激发机体的免疫反应来对抗、抑制和杀灭癌细胞,增强宿主抗肿瘤能力。进入 21 世纪,运用生物免疫技

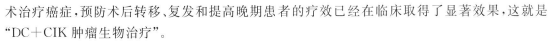

术治疗癌症,预防术后转移、复发和提高晚期患者的疗效已经在临床取得了显著效果,这就是"DC＋CIK 肿瘤生物治疗"。

靶向治疗是在细胞分子水平上,通过有针对性的靶向药物对肾癌的靶点(该位点可以是肿瘤细胞内部的一个蛋白分子,也可以是一个基因片段)直接进行治疗,药物进入体内会特意地选择致癌位点结合而发生作用,使肿瘤细胞特异性死亡,而不会波及肿瘤周围的正常组织细胞,所以分子靶向治疗又被称为"生物导弹"。靶向药物治疗为晚期转移性肾癌的治疗带来了翻天覆地的变化,给我们提供了很好的治疗癌症的武器。

(刘立新)

实验十一　生殖系统与乳腺疾病

一、目的要求

（1）掌握慢性子宫颈炎的分型，子宫颈上皮内瘤变（CIN）与子宫颈癌的病变特点、组织学分型。

（2）掌握子宫内膜异位、子宫内膜增生与子宫内膜癌的病理变化及病理临床联系。

（3）掌握3种滋养层细胞疾病的主要病变特点及其区别。

（4）掌握子宫肌瘤的类型、常见卵巢肿瘤的形态特点。

（5）掌握前列腺增生、前列腺癌的病变特点。

（6）掌握乳腺癌的病变特点、组织学分型。

二、实验内容

（一）大体标本观察

1. 宫颈息肉　宫颈外口与宫颈管交界处可见圆形、椭圆形或条索状肿块，可单个或多个，有一细蒂或宽蒂与宫颈黏膜相连，灰红或灰白色，质脆，表面偶可见出血、坏死（图11-1）。

2. 子宫内膜增生症　子宫腔内增生的子宫内膜形态不规则，增厚达0.5～1 cm，有时可呈息肉状突起（图11-2）。

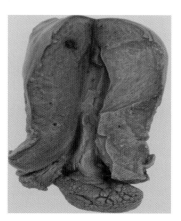
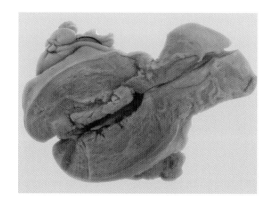

图 11-1　宫颈息肉　　　　　　　　图 11-2　子宫内膜增生症

3. 子宫内膜癌　子宫体积增大或正常，子宫腔内见弥漫状或局灶性癌细胞团块，灰白色，质脆似豆腐渣样，可伴有出血、坏死。癌组织可浸入肌壁，甚至到达浆膜外（图11-3，图11-4）。

4. 子宫平滑肌瘤　子宫肌壁间见多个圆形或椭圆形结节，大小不等，灰白色，质硬。也可发生在黏膜下或浆膜下。切面呈旋涡状或编织状纹理，边界清楚；其中一结节局部发生梗死伴出血，呈暗红色，称红色变性。肿物体积增大者可挤压周围组织而形成假包膜（图11-5）。

5. 子宫平滑肌肉瘤　子宫肌壁间见一灰白色肿物，体积较大，无包膜，质地较软，呈鱼肉样外观，常伴有出血、坏死或囊性变（图11-6）。

6. 葡萄胎　子宫体积明显增大，腔内充满大量透明水泡状胎块，状如成串的葡萄（葡萄

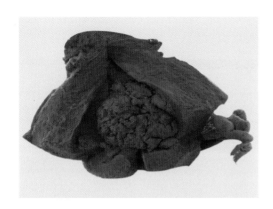

图 11-3 子宫内膜癌(局灶性)

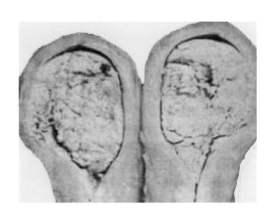

图 11-4 子宫内膜癌(弥漫状)

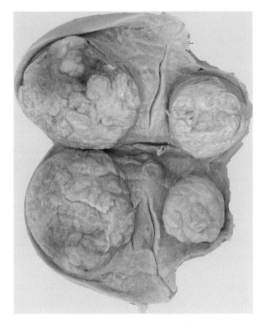

图 11-5 子宫平滑肌瘤

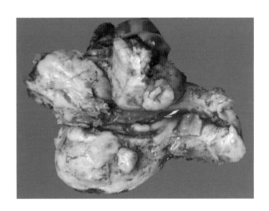

图 11-6 子宫平滑肌肉瘤

胎);有的水泡浸润至子宫肌壁内,甚至到达浆膜层(侵袭性葡萄胎)(图 11-7,图 11-8)。

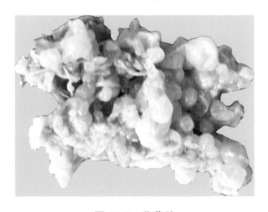

图 11-7 葡萄胎

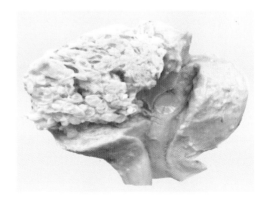

图 11-8 侵袭性葡萄胎

7. 子宫绒毛膜上皮癌 子宫体积增大,子宫肌壁间可见结节状肿块,呈单个或多个,突入子宫腔,侵入深肌层,甚至穿透子宫壁达浆膜外,有明显出血坏死,癌结节质软,呈暗红或紫蓝色(图 11-9)。

NOTE

8. 卵巢成熟畸胎瘤　又称卵巢成熟性囊性畸胎瘤。肿瘤呈囊性,囊内充满皮脂样物,囊壁上可见头节,表面附有毛发,有时亦可见牙齿、骨等组织(图 11-10)。

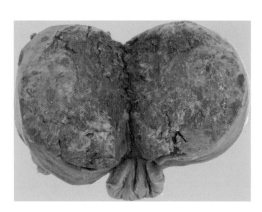

图 11-9　子宫绒毛膜上皮癌

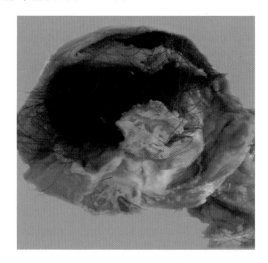

图 11-10　卵巢成熟性囊性畸胎瘤

9. 卵巢浆液性囊腺瘤　肿瘤呈囊性,囊肿表面光滑,一般为单房,偶可见多房,壁薄,内含清亮液体。囊壁内偶可见乳头,乳头较宽,细胞无异型性,称为乳头状浆液性囊腺瘤。若乳头内细胞层次增多,细胞异型性增大,病理性核分裂象增多,浸入囊壁或血管,则为浆液性囊腺癌(图 11-11)。

10. 卵巢黏液性囊腺瘤　肿物呈囊性,表面光滑,由多个大小不一的囊腔组成,壁内光滑,腔内充满富含糖蛋白的黏稠液体,较少形成乳头(图 11-12)。

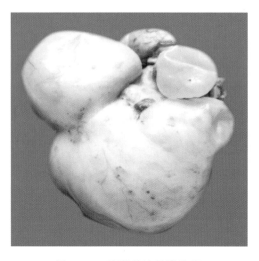

图 11-11　卵巢浆液性囊腺瘤

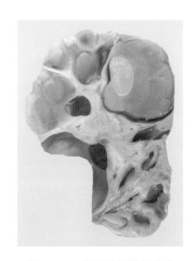

图 11-12　卵巢黏液性囊腺瘤

11. 支持-间质细胞瘤　肿瘤常发生在单侧卵巢,呈实体结节状或分叶状,体积较大,切面色黄或棕黄,常伴出血坏死(图 11-13)。

12. 乳腺纤维囊性变　肿物常呈小结节状,多灶性分布,边界不清,囊肿大小不一、多少不等,相互聚集的小囊肿和增生的间质纤维组织相互交错,可产生斑驳不一的外观。若囊肿较大,充满液体呈蓝色,则称为蓝顶囊肿(图 11-14)。

13. 乳腺纤维腺瘤　肿物可单发或多发,呈圆形或卵圆形结节,包膜完整,与周围组织分界清楚,切面灰白色、质硬,有时候可伴黏液变性,呈黏液样外观(图 11-15)。

14. 乳腺癌　乳头下方见一无痛性肿块,质硬,无包膜,边界不清,活动度差;切面灰白。

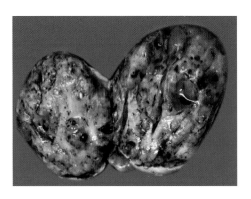

图 11-13　支持-间质细胞瘤

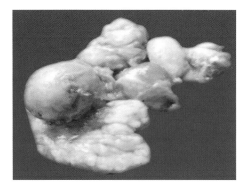

图 11-14　乳腺纤维囊性变

癌组织呈树根状向周围组织浸润,有时可见黄色点状坏死灶。由于癌组织周围纤维组织收缩,导致乳头下陷。有时癌组织会阻塞真皮内淋巴管,导致皮肤水肿,而毛囊汗腺处皮肤相对下陷,呈橘皮样外观(图 11-16)。

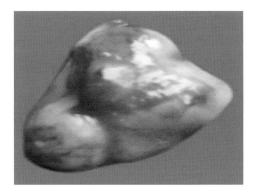

图 11-15　乳腺纤维腺瘤

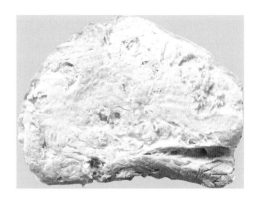

图 11-16　乳腺癌

15. 前列腺增生　增生的前列腺双侧呈结节状,灰白或灰黄色,部分可见扩张呈小囊状的裂隙,质硬(图 11-17)。

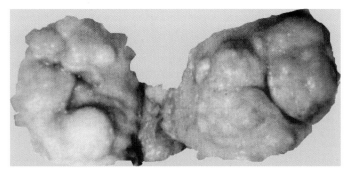

图 11-17　前列腺增生

(二)组织切片观察

1. 慢性宫颈炎伴潴留囊肿

(1)低倍镜:宫颈鳞状上皮增生、糜烂,上皮下纤维组织及腺体增生,血管扩张、充血,间质内大量炎症细胞浸润,部分腺体黏液潴留,腺管扩张呈囊状,形成潴留囊肿,囊肿内上皮细胞消失(图 11-18)。

(2)高倍镜:血管扩张,充血,间质内大量淋巴细胞、浆细胞、巨噬细胞浸润,部分腺管扩张,囊壁细胞消失(图11-19)。

(3)诊断要点:宫颈上皮增生,间质血管扩张,炎症细胞浸润,腺体扩张呈囊状。

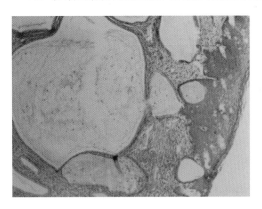
图 11-18　慢性宫颈炎伴潴留囊肿(低倍镜)

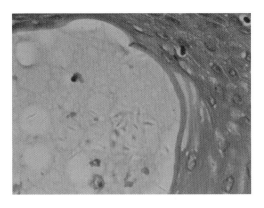
图 11-19　慢性宫颈炎伴潴留囊肿(高倍镜)

2. 宫颈原位癌

(1)低倍镜:宫颈上皮全层被癌细胞取代,但癌细胞仅限于上皮层内,基底膜完整。间质血管扩张充血,伴慢性炎症细胞浸润(图11-20)。

(2)高倍镜:癌细胞生长活跃,密集,排列紊乱,层次不清,失去极性,细胞大小、形态不一,呈圆形、椭圆形;核大,形态大小不一,核分裂象易见(图11-21)。

(3)诊断要点:宫颈上皮全层见增生活跃的异型细胞,但未突破基底膜。

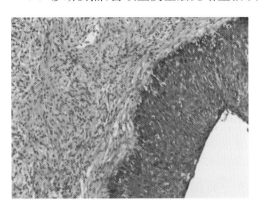
图 11-20　宫颈原位癌(低倍镜)

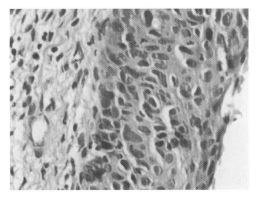
图 11-21　宫颈原位癌(高倍镜)

3. 宫颈高分化鳞状细胞癌

(1)低倍镜:宫颈上皮下,肿瘤实质和间质分界清楚,癌细胞排列呈团块状、条索状,形成癌巢,在间质内弥漫浸润,分化程度高的癌巢中央有角化珠(癌珠)(图11-22)。

(2)高倍镜:癌细胞为分化程度较好的鳞状上皮,癌细胞体积大,呈多边形或梭形,胞质淡染略嗜碱性;核大,核质比例大,形态、大小不一,可呈圆形或卵圆形,浓染,染色质分布不均,病理性核分裂象多见。癌细胞之间可见明显的细胞间桥(图11-23)。

(3)诊断要点:癌细胞异型性大,癌巢内角化珠明显,癌细胞之间可见细胞间桥。

4. 子宫内膜腺癌

(1)低倍镜:腺管排列拥挤,不规则,细胞向腺腔内生长可形成乳头或筛状结构,并见实性癌灶。癌细胞异型性明显,核分裂象易见(图11-24)。

(2)高倍镜:腺管拥挤,排列紊乱,癌细胞体积增大,核大深染,核仁大,可见病理性核分裂象(图11-25)。

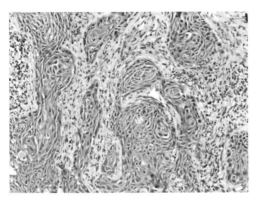

图 11-22 宫颈高分化鳞状细胞癌(低倍镜)

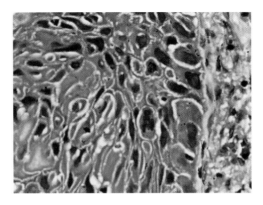

图 11-23 宫颈高分化鳞状细胞癌(高倍镜)

（3）诊断要点：腺管排列拥挤，不规则，癌细胞异型性明显。

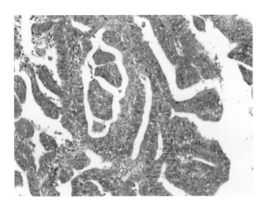

图 11-24 子宫内膜腺癌(低倍镜)

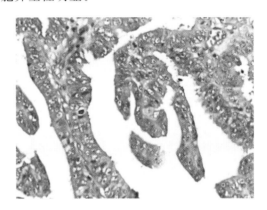

图 11-25 子宫内膜腺癌(高倍镜)

5. 子宫腺肌症

（1）低倍镜：子宫肌壁间平滑肌组织内可见散在异位的子宫内膜腺体和间质(图 11-26)。

（2）高倍镜：异位的腺体与正常子宫内膜腺体相似，腺细胞呈单纯排列，无异型性(图 11-27)。

（3）诊断要点：子宫肌壁可见子宫内膜腺体和间质。

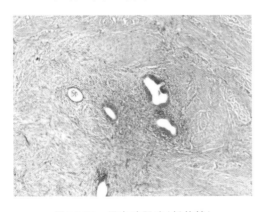

图 11-26 子宫腺肌症(低倍镜)

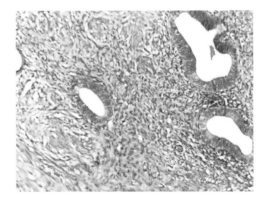

图 11-27 子宫腺肌症(高倍镜)

6. 葡萄胎

（1）低倍镜：绒毛体积显著增大，间质水肿，间质血管减少或消失(图 11-28)。

（2）高倍镜：绒毛水肿增大，表面滋养叶细胞灶性增生，细胞层次增多，细胞体积增大，形状不规则,多核,核染色较深(图 11-29)。

(3)诊断要点:绒毛滋养细胞增生,间质水肿,间质血管减少或消失。

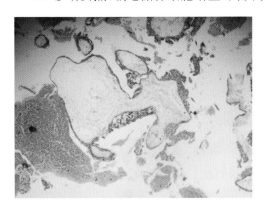
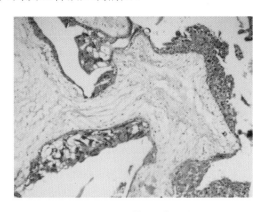

图 11-28　葡萄胎(低倍镜)　　　　　　图 11-29　葡萄胎(高倍镜)

7. 子宫绒毛膜上皮癌

(1)低倍镜:子宫肌壁间有呈团块状或巢状的癌细胞,癌细胞由滋养层细胞构成,细胞异型性大。瘤细胞间无血管和间质,并伴有出血和组织坏死(图 11-30)。

(2)高倍镜:癌细胞有 2 种,一种为似细胞滋养叶细胞,细胞体积大,形态不一,胞质较丰富,核呈空泡状,核膜厚,核仁明显,核内染色质增粗,巨核、怪核和核分裂象易见;另一种为似合体滋养叶细胞,细胞融合成片,形态不规则,胞质红,核深染。癌细胞间无血管和间质,伴有出血、坏死(图 11-31)。

(3)诊断要点:子宫肌层见两种类型癌细胞构成的癌组织,癌细胞间无间质和血管。

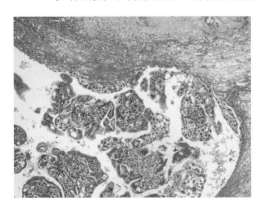
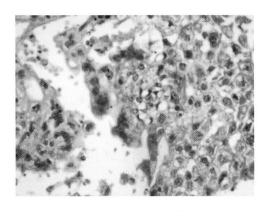

图 11-30　子宫绒毛膜上皮癌(低倍镜)　　　图 11-31　子宫绒毛膜上皮癌(高倍镜)

8. 乳腺纤维腺瘤

(1)低倍镜:增生的腺体呈圆形或卵圆形,或被周围增生的纤维结缔组织挤压呈裂隙状;间质通常较疏松,富含黏多糖,也可较致密,有时可伴有玻璃样变性或钙化(图 11-32)。

(2)高倍镜:腺体呈圆形或卵圆形,部分腺体上皮细胞增生,可见肌上皮细胞(图 11-33)。

(3)诊断要点:腺体增多,或腺体被周围增生的纤维结缔组织挤压呈裂隙。

9. 卵巢黏液性囊腺瘤

(1)低倍镜:囊腔被结缔组织分隔,囊壁被覆单层柱状上皮细胞,细胞核位于基底部,胞质空虚透明。交界性肿瘤囊壁细胞层次可增多。瘤细胞有时可呈乳头状增生,突出囊腔内(图 11-34)。

(2)高倍镜:囊壁被覆单层柱状上皮细胞,细胞形态、大小一致,核位于基底部,胞质空虚

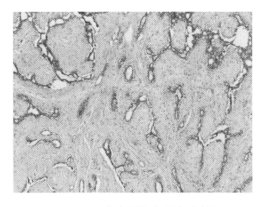
图 11-32　乳腺纤维腺瘤(低倍镜)

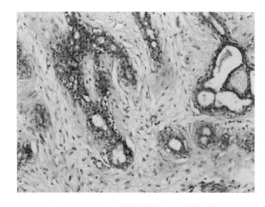
图 11-33　乳腺纤维腺瘤(高倍镜)

透明(图 11-35)。

（3）诊断要点：囊壁被覆分泌黏液的单层柱状上皮细胞。

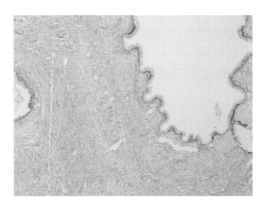
图 11-34　卵巢黏液性囊腺瘤(低倍镜)

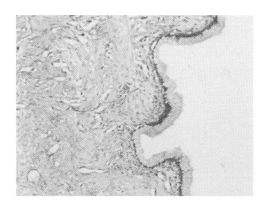
图 11-35　卵巢黏液性囊腺瘤(高倍镜)

10. 乳腺纤维囊性变

（1）低倍镜：乳腺小叶腺泡数目增多，偶见腺腔扩张和腔内有钙化现象；小导管扩张呈囊状，伴大汗腺化生，间质可见大量纤维组织增生(图 11-36)。

（2）高倍镜：囊状扩张的导管上皮为柱状或立方上皮，囊腔较大者被覆上皮可能扁平或缺失，偶见上皮增生，多增生成小乳头。囊腔上皮常可见大汗腺化生，细胞体积较大，多角形，胞质丰富，嗜酸性，可见顶浆分泌(图 11-37)。

（3）诊断要点：乳腺小叶腺泡数目增多，小导管明显扩张，部分有上皮增生。

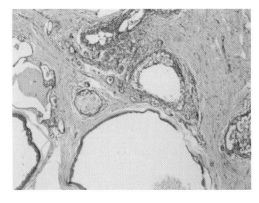
图 11-36　乳腺纤维囊性变(低倍镜)

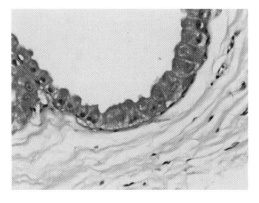
图 11-37　乳腺纤维囊性变(高倍镜)

11. 乳腺浸润性导管癌

(1) 低倍镜：癌组织排列成巢状、条索状或团块状，伴有少量腺样结构；细胞形态多种多样，弥漫浸润于间质内，间质见大量的纤维结缔增生伴玻璃样变性(图11-38)。

(2) 高倍镜：癌细胞体积大，呈多边形、圆形或梭形等，核大，染色质分布不均，核质比例大，核分裂象多见(图11-39)。

(3) 诊断要点：癌组织排列呈巢状、条索状，弥漫浸润于间质内。

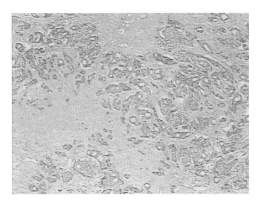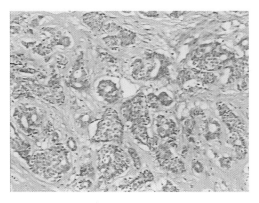

图 11-38　乳腺浸润性导管癌(低倍镜)　　　　图 11-39　乳腺浸润性导管癌(高倍镜)

12. 前列腺增生

(1) 低倍镜：前列腺增生的成分主要有纤维、平滑肌和腺体，三种成分所占比例因人而异。增生的腺体和腺泡相互聚集或在增生的间质中散在随机排列，腺体的上皮由2层细胞构成。有时上皮细胞向腔内出芽呈乳头状或形成皱褶。腔内常含有淀粉样小体(图11-40)。

(2) 高倍镜：腺上皮由2层细胞构成，内层细胞呈柱状，外层细胞呈立方形或扁平形，周围有完整的基膜包绕(图11-41)。

(3) 诊断要点：前列腺组织内见纤维、平滑肌和腺体呈不同程度的增生。

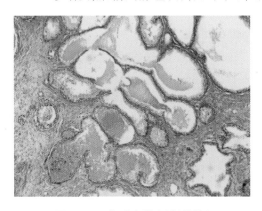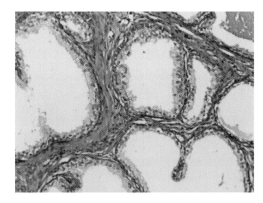

图 11-40　前列腺增生(低倍镜)　　　　　　图 11-41　前列腺增生(高倍镜)

13. 前列腺癌

(1) 低倍镜：前列腺正常结构破坏，被癌组织取代。癌细胞排列成腺体状、乳头状、囊状、筛网状。腺体大小不一，形体不规则，细胞层次增多(图11-42)。

(2) 高倍镜：癌细胞多层排列，外层基底细胞常缺如，细胞异型性明显，体积大、核大，核深染或呈空泡状，染色质呈粗颗粒状(图11-43)。

(3) 诊断要点：前列腺正常结构破坏，腺体大小不一，形状不规则，细胞层次增多，细胞异型性大，无外层基底细胞。

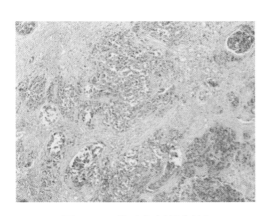

图 11-42 前列腺癌(低倍镜)

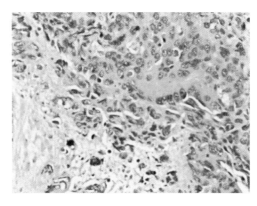

图 11-43 前列腺癌(高倍镜)

三、临床病理讨论

病例 11-1

病例 11-1

【病史摘要】

患者,李某,女,40 岁,工人,已婚。因左下腹持续性疼痛 10 h,于 2008 年 7 月 5 日入院。患者于 12 年前开始经常有左下腹隐痛,尤其在月经期疼痛加重,月经干净后腹痛缓解。今晨 2:00 被左下腹剧痛惊醒,并持续性、阵发性加剧,送入本院急诊,门诊以"左侧卵巢肿瘤蒂不全扭转"收入本院妇科。末次月经 5 月 28 日,平时月经周期不规则、量多,有时 35～40 天来一次月经。14 年前剖宫产一男孩。

入院后第 1 天在硬麻下行剖腹探查,术中发现左侧卵巢增大,表面有陈旧性咖啡样液体附着,与子宫后壁粘连。行左侧附件切除术。

病理检查:左侧卵巢增大,可见一个 6 cm×5 cm×4 cm 大小的囊肿,囊腔内含咖啡色液体,囊壁厚 0.6 cm,表面粗糙不平,左侧输卵管无特殊。镜下,卵巢囊肿壁可见子宫内膜腺体及间质。

【讨论题】

1. 该患者所患何病? 诊断依据是什么?
2. 该病是如何发生、发展的?
3. 试用所学的病理知识解释该病的临床表现。

病例 11-2

病例 11-2

【病史摘要】

患者,王某,女,32 岁,因反复咯血、咳嗽、胸痛及头痛入院治疗。曾在某医院经 X 线检查诊断为肺炎,予以抗感染治疗。停止治疗后未再行 X 线复查。半年来反复咯血,伴头痛,遂入院治疗。患者 3 个月前出现阴道不规则流血,并有烂肉样碎组织排出,时常有咳嗽、胸痛、头痛、抽搐等症状。入院后用各种抗生素治疗,其间仍感头痛、胸痛,咯血多次,近日症状持续加重。死亡前一天早晨起床后突感头痛,随即倒地,昏迷,瞳孔散大,呼吸、心搏停止。

既往史:死者曾经人工流产 2 次,半年前第二次人工流产后月经有时淋漓不尽。

【尸检摘要】

患者消瘦贫血状,腹腔内有血性液体约 400 mL,双侧胸腔中也有同样性状液体 100 mL。心脏重 320 g,脾脏重 160 g,肝脏重 3200 g,表面和切面见数个直径 1~2.5 cm 的出血性结节,有融合。肺切面查见多个结节,直径 2 cm 左右,伴出血、坏死;左右两侧肾脏各 120 g;脑重 1300 g,表面有多个出血性病灶,直径 1.5 cm,脑组织水肿。子宫 13 cm×12 cm×13.5 cm,子宫底后壁见直径 4.5 cm 的出血性结节,质脆而软,切面呈紫红色,坏死、溃烂,边界不清,浸润子宫肌层并穿破肌层达浆膜,子宫旁有多个蚕豆大小的紫红色结节,双附件正常。阴道壁查见 3 个紫红色结节,在盆腔内也有不规则的出血性肿块。

【讨论题】

1. 该死者可能的死亡原因是什么?

2. 该死者所患何病? 所患病的病变特点是什么?

3. 根据所学的病理学知识解释死者生前出现的一系列症状和体征。

4. 该病的发生、发展是怎样的?

四、思考与提高

1. CIN(非典型增生、原位癌)、早期浸润癌和中晚期浸润癌的关系及病变特点。

2. 最容易发生子宫内膜异位的部位、发生机制及病变特点。

3. 子宫内膜增生症的病因、发病机制是什么? 有哪些病变特点?

4. 葡萄胎、侵袭性葡萄胎、子宫绒毛膜上皮癌的病理变化各有什么特点?

5. 浸润性导管癌的病变特点。

6. 乳腺癌的扩散和转移有什么特点?

五、最新进展

乳腺癌治疗新进展

乳腺癌的治疗无论是非浸润性癌还是浸润性癌,多以手术治疗为主,一次将肿块切除,从根本上解决了肿瘤问题,同时还应根据肿瘤免疫组化标记,配合放疗和使用特定的化疗药物进行辅助治疗,以延长患者的生命。目前 ER、PR 和 HER2 免疫组化标记已成为指导乳腺癌临床治疗与预后判定的常规检测手段。

1. 导管内原位癌和小叶原位癌的治疗　ER 阳性或阴性,无淋巴结转移的,可行保乳肿块切除手术＋放疗＋内分泌辅助治疗,月经前用他莫昔芬,月经后用 AL(芳香化酶抑制剂);或全乳切除＋内分泌辅助治疗。

2. 乳腺浸润性癌的治疗　乳腺浸润性癌包括导管癌、小叶癌、混合癌,可行术前治疗＋全乳切除＋外侧腋窝淋巴结清扫,必要时增加乳房重建＋全身辅助治疗。

(1) ER＋、PR＋、HER2＋:辅助治疗,内分泌治疗＋辅助化疗＋曲妥珠单抗。

(2) ER＋、PR＋、HER2－:原发肿瘤小于 0.5 cm 的,辅助内分泌治疗;大于 0.5 cm,辅助内分泌治疗,必要时增加辅助化疗。

(3) ER－、PR－、HER2＋:辅助化疗＋曲妥珠单抗。

(4) ER－、PR－、HER2－(三阴性):原发肿瘤小于 0.5 cm 的,不进行辅助治疗;大于 0.5 cm 的原发肿瘤,辅助化疗。

(5) 小管癌和黏液癌:ER＋、PR＋,原发肿瘤小于 1 cm 的,不进行辅助治疗;大于 1 cm 的,辅助内分泌治疗,必要时辅助化疗。ER－、PR－,参照普通浸润性乳腺癌辅助治疗。

3. 不能做手术或晚期浸润性癌的治疗　新辅助治疗后,缓解的,全乳切除＋腋窝淋巴结清扫，必要时增加乳房重建＋放疗＋化疗。未缓解的，进一步全身化疗或术前放疗。

4. 复发性乳腺癌的治疗　仅局部复发的，初次仅切除肿块的，全乳切除＋淋巴结清扫＋放疗＋考虑全身辅助治疗；初次全乳切除的，放疗、全身辅助治疗。复发在腋窝、锁骨上、内乳淋巴结的，手术切除＋放疗。

5. 全身转移和Ⅳ期乳腺癌的治疗　ER－、PR－或激素难治 ER＋和/或 PR＋、HER2－，连续 3 个化疗无效，改姑息治疗。ER－、PR－或激素难治 ER＋和/或 PR＋、HER2＋，帕妥珠单抗＋曲妥珠单抗＋紫杉类或 T-DM1；连续 3 个化疗无效，改姑息治疗。

（吕小元）

实验十二　内分泌系统疾病

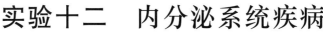

一、目的要求

（1）掌握弥漫性非毒性甲状腺肿的基本病变。

（2）掌握甲状腺滤泡状癌、甲状腺乳头状癌的基本病变。

（3）了解桥本甲状腺炎的基本病变。

（4）了解甲状腺腺瘤与甲状腺癌的主要类型及区别。

（5）了解肾上腺腺瘤的基本病变。

二、实验内容

（一）大体标本观察

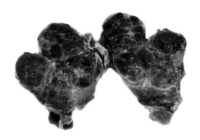

图 12-1　弥漫性非毒性甲状腺肿

1. 弥漫性非毒性甲状腺肿（结节期）　甲状腺不对称性肿大,结节大小不等,界限尚清,无完整包膜,可见坏死及囊性变（图 12-1）。

2. 甲状腺腺瘤　肿瘤为单个结节,圆形,有完整包膜,切面呈实性改变,呈暗红色或棕黄色,肉样,质软（图 12-2）。

3. 甲状腺乳头状癌　肿瘤常呈圆形,无包膜,切面可见大量乳头状结构,颜色灰白或灰黄,质实,与周围界限不清（图 12-3）。

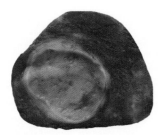

图 12-2　甲状腺腺瘤

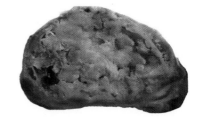

图 12-3　甲状腺乳头状癌

4. 甲状腺滤泡状癌　瘤体呈结节状,包膜不完整增厚,较清楚,切面呈灰白或灰黄色,可见出血坏死,有囊性变（图 12-4）。

5. 肾上腺腺瘤　肿瘤组织有完整包膜,切面颜色金黄或灰白,质地实（图 12-5）。

（二）组织切片观察

1. 弥漫性非毒性甲状腺肿（结节期）

（1）低倍镜:见大小不等的滤泡结构,滤泡腔内含不等量的胶质,间质内纤维组织增生、间隔包绕形成大小不等的结节状病灶（图 12-6）。

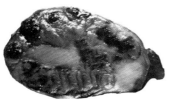 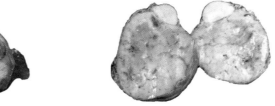

图 12-4　甲状腺滤泡状癌　　　　　　　　图 12-5　肾上腺腺瘤

（2）高倍镜：滤泡上皮萎缩，呈立方形或扁平形，部分滤泡上皮增生。间质纤维组织增生（图 12-7）。

（3）诊断要点：滤泡大小不等，间质纤维组织增生包绕形成大小不等结节状病灶。

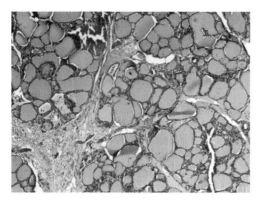 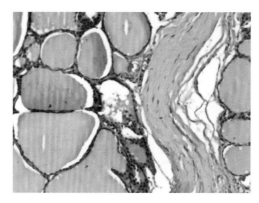

图 12-6　弥漫性非毒性甲状腺肿（低倍镜）　　图 12-7　弥漫性非毒性甲状腺肿（高倍镜）

2. 桥本甲状腺炎

（1）低倍镜：甲状腺滤泡结构大量破坏，萎缩，间质中大量淋巴细胞浸润，淋巴滤泡形成以及纤维组织细胞增生（图 12-8）。

（2）高倍镜：残存甲状腺滤泡上皮呈嗜酸性。滤泡胶质较少淡染（图 12-9）。

（3）诊断要点：滤泡上皮嗜酸性，滤泡减少，间质大量淋巴细胞浸润，间质纤维化。

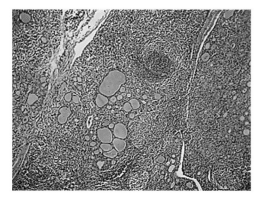 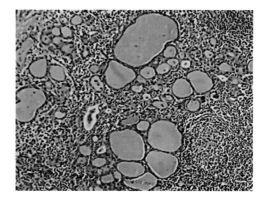

图 12-8　桥本甲状腺炎（低倍镜）　　　　图 12-9　桥本甲状腺炎（高倍镜）

3. 单纯性甲状腺腺瘤

（1）低倍镜：可见包膜完整、大小基本一致的滤泡，间质减少（图 12-10）。

（2）高倍镜：可见滤泡与正常甲状腺相似的构成，内含胶质，周围甲状腺组织有压迫现象（图 12-11）。

（3）诊断要点:包膜完整,滤泡大小基本一致,压迫周围组织。

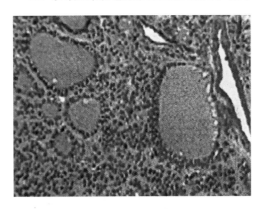
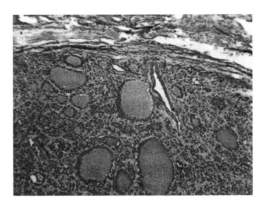

图 12-10　单纯性甲状腺腺瘤(低倍镜)　　　　图 12-11　单纯性甲状腺腺瘤(高倍镜)

4. 甲状腺乳头状癌

（1）低倍镜:大量复杂分枝状乳头结构,含纤维血管轴心,可见砂粒体;表面覆盖单层柱状细胞(图 12-12)。

（2）高倍镜:分枝状乳头结构,癌细胞核密集,细胞形态多样,卵圆形,呈毛玻璃状,有核沟、核内假包涵体,核相互重叠(图 12-13)。

（3）诊断要点:具备乳头状癌的特征性核结构。

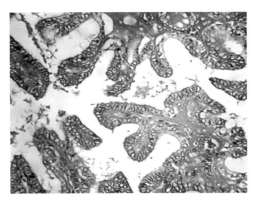
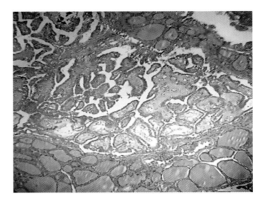

图 12-12　甲状腺乳头状癌(低倍镜)　　　　图 12-13　甲状腺乳头状癌(高倍镜)

5. 甲状腺滤泡状癌

（1）低倍镜:见滤泡、实性、巢索或小梁状癌细胞侵袭包膜(图 12-14)。

（2）高倍镜:可见癌细胞排列成滤泡、巢索或小梁,滤泡内含少量胶质(图 12-15)。

（3）诊断要点:必需见到癌细胞有包膜或脉管侵犯的生物学行为。

6. 甲状腺髓样癌

（1）低倍镜:见到癌细胞呈旋涡状排列或肉瘤样和实性红染片状区域(淀粉样变性)(图 12-16)。

（2）高倍镜:癌细胞巢中可见癌细胞圆形、多角形或棱形,核呈圆形或卵圆形,核仁不明显,核分裂象罕见(图 12-17)。

（3）诊断要点:癌细胞巢,淀粉样变性,以及癌细胞的特点。

7. 肾上腺腺瘤

（1）低倍镜:有包膜,瘤细胞由不同比例的透明细胞和致密细胞组成(图 12-18)。

（2）高倍镜:致密区域细胞嗜酸性,细胞核相对偏大;透明区域细胞胞质透亮,富含脂质,细胞核较小(图 12-19)。

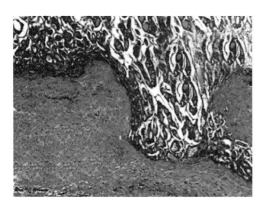

图 12-14　甲状腺滤泡状癌(低倍镜)

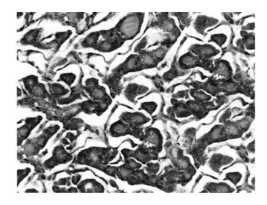

图 12-15　甲状腺滤泡状癌(高倍镜)

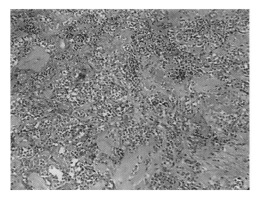

图 12-16　甲状腺髓样癌(低倍镜)

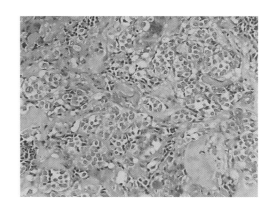

图 12-17　甲状腺髓样癌(高倍镜)

(3)诊断要点:有包膜,由透明区与致密区组成。

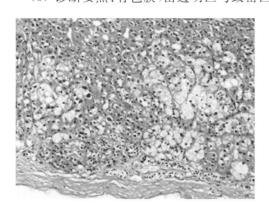

图 12-18　肾上腺腺瘤(低倍镜)

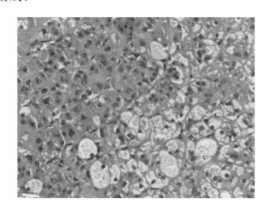

图 12-19　肾上腺腺瘤(高倍镜)

三、临床病理讨论

病例 12-1

病例 12-1

患者,男,31 岁,已婚,汉族。

主诉:发现右颈部肿块 6 年余。

现病史:患者于 6 年前无意中发现颈部肿大。

体格检查:①生命体征:体温 37 ℃,脉搏 74 次/分,呼吸 20 次/分,血压 138/83 mmHg。

NOTE

②颈部体格检查：颈软，气管稍左移，甲状腺左侧叶不大，甲状腺右侧叶扪及一类圆形肿块，大小约 4 cm×2 cm×2 cm，质硬，边界不清，与皮肤无粘连。无压痛。胸腔、腹腔及四肢无明显异常。

辅助检查：心电图未见明显异常。甲状腺功能五项：FT3、GT4、TSH、A-TPO、A-TG 未见异常。颈椎正、侧位片示：颈椎平片未见明显异常，气管稍左移。颈部血管彩超示：右侧椎动脉狭窄合并阻力指数增高。甲状腺彩超示：甲状腺右侧叶内低回声肿块，大小约 0.39 cm×0.15 cm，边界不清，形态不规则，右侧颈部及右侧锁骨上窝多个低回声结节，考虑肿大淋巴结。颈胸部 CT 示：甲状腺右叶占位性病变并右侧颈部多发性淋巴结肿大。纤维喉镜检查示：双侧声带活动可，闭合佳，未见明显新生物。

【讨论题】

1. 患者的诊断考虑是什么？需要与哪些疾病鉴别？解释颈部淋巴结肿大的原因。

2. 确诊还需要做什么检查？

3. 甲状腺癌常见的组织学类型有哪些？

四、思考与提高

1. 论述弥漫性非毒性甲状腺肿分期、病理特征、临床病理联系。

2. 比较甲状腺腺瘤与结节性甲状腺肿的区别。

3. 简述甲状腺乳头状癌的病理特征。

五、最新进展

甲状腺癌是内分泌系统最为常见的恶性肿瘤，占恶性肿瘤的比例约为 1.3%，其发病率在逐年上升，不完全统计显示，我国甲状腺结节患病率为 18.6%，甲状腺癌病例约占甲状腺结节病例总数的 5%，经过规范化治疗患者 10 年生存率可达 90%，预示着甲状腺癌的预后良好。其发病机制相当复杂，高危因素难以控制等原因，导致预防困难。高危因素主要为：碘的摄入异常，电离辐射，地理环境因素，雌激素分泌增加，遗传因素等。

目前临床病理诊断对甲状腺癌的分类参考 2017 年新版 WHO 对于甲状腺肿瘤的组织学分类。新的分类是基于对甲状腺肿瘤病理学、临床生物学行为、遗传学等方面最新认识上进行的。这些非髓样甲状腺癌被广泛标记为滤泡上皮性、其他上皮性、非上皮性以及继发性肿瘤，特别要提到的是将"包裹型滤泡型甲状腺乳头状癌"改为"带乳头状细胞核特征的非侵袭性滤泡型甲状腺肿瘤"，虽然具有乳头状癌的细胞核特点，但是具有包膜，不具有侵袭性，复发概率极低，是一种非恶性肿瘤，对于这一肿瘤的治疗，除了切除肿瘤，不需要进行扩展手术，也不需要术后采用放射性碘治疗，通过长期样本观察，至少 10 年甚至 26 年不会发生癌症，这一改名将有助于临床减少过度治疗对患者造成的不必要的伤害。

诊断上，细针穿刺细胞学检查是当今评估甲状腺结节最可靠的手段，但仍有 20%～30% 的甲状腺结节无法明确诊断，需要诊断性手术来确定结节的病理性质，一旦确诊癌灶大于 1 cm，需要二次手术；而研究甲状腺癌的发生机制涉及一系列遗传和表观上的改变，包括：体细胞突变的激活及失活、基因表达模式的改变、微小 RNA 调节异常和基因异常甲基化。目前比较前沿的诊断方法可利用分子生物标记帮助临床诊断。另外分子诊断技术也快速发展，临床实验室里有很多方法允许在几种样本中检测分子的变异。样本包括血液、口腔拭子样本、新鲜速冻组织、细针穿刺细胞学检查活组织样本及福尔马林固定石蜡包埋组织。临床实验室中常用的分析技术包括：DNA 测序、免疫细胞化学(ICC)、荧光原位杂交、聚合酶链反应(PCR)和许多相关 PCR 技术的延伸，包括逆转录 PCR(RT-PCR)、聚合酶链反应单链构象多态性分析。

大多数甲状腺癌患者常需要外科治疗,术后根据其危险分层决定是否行核素(^{131}I)治疗。一般是术后 3 年内,每 3～6 个月复查 1 次;如果患者病情稳定,3 年后可 6～12 个月复查 1 次。但仍有对放射性^{131}I治疗抵抗及手术不能治愈的部分甲状腺癌患者。分子靶向药物的疗效显示广阔前景,常用的有索拉菲尼、帕唑帕尼、凡德他尼、卡博替尼(XL184)、乐伐替尼等。

(刘献军)

实验十三 神经系统疾病

一、目的要求

(1) 掌握流行性脑脊髓膜炎、流行性乙型脑炎的病理变化及临床病理联系。
(2) 熟悉神经鞘瘤、星形细胞瘤、脑膜瘤的病理变化及临床病理联系。
(3) 了解神经纤维瘤的病理变化。

二、实验内容

(一) 大体标本观察

1. 流行性脑脊髓膜炎（化脓性脑膜炎） 脑膜血管高度扩张、充血，其表面覆有一层灰黄色脓性渗出物。以脑底、大脑顶与两侧面最为明显。脓性渗出物分布广泛，覆盖脑沟、脑回，使沟回结构模糊不清。由于大量脓性渗出物的挤压和聚集导致脑沟变浅，脑回变平（图 13-1）。

2. 流行性乙型脑炎 脑灰质（或基底核）及脑灰、白质交界处有许多白色略透明的点状软化灶。软脑膜血管扩张充血，脑水肿明显，脑回变宽，脑沟变窄，切面有充血水肿（图 13-2）。

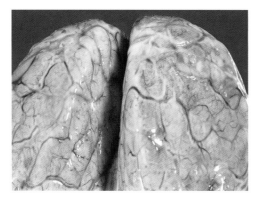

图 13-1 流行性脑脊髓膜炎

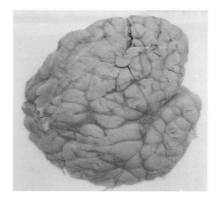

图 13-2 流行性乙型脑炎

3. 星形细胞瘤 肿瘤无包膜，与正常组织分界不清，切面灰白色，质软或硬，呈胶冻状外观，其中可见坏死及小囊肿形成。周围脑组织受压萎缩（图 13-3）。

4. 神经纤维瘤 肿瘤呈结节状或息肉状，境界清楚，无包膜。切面灰白，呈旋涡状，质实，少见出血或囊性变（图 13-4）。

5. 脑膜瘤 肿瘤起源于脑膜，边界清楚，呈球形，切面灰白色，附近脑组织受压迫（图 13-5）。

(二) 组织切片观察

1. 流行性脑脊髓膜炎

(1) 低倍镜：脑蛛网膜血管高度扩张、充血，蛛网膜下腔间隙增大，充满大量的脓性渗出物，脑实质炎症反应不明显（图 13-6）。

(2) 高倍镜：蛛网膜脓性渗出物中含有大量中性粒细胞和脓细胞、少量巨噬细胞、纤维素等，软脑膜也有少量炎症细胞浸润。邻近脑实质正常，可见轻度水肿（图 13-7）。

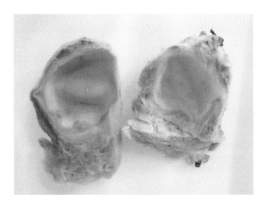

图 13-3　星形细胞瘤

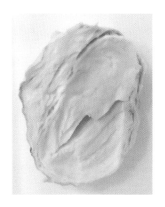

图 13-4　神经纤维瘤

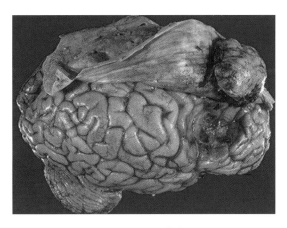

图 13-5　脑膜瘤

（3）诊断要点：蛛网膜下腔脓性渗出物；脑实质基本正常。

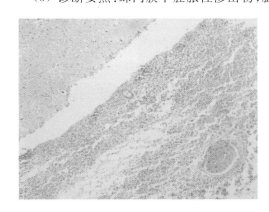

图 13-6　流行性脑脊髓膜炎（低倍镜）

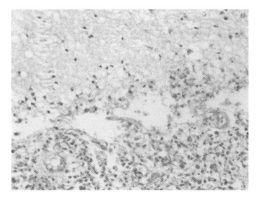

图 13-7　流行性脑脊髓膜炎（高倍镜）

2．流行性乙型脑炎

（1）低倍镜：脑组织内血管高度扩张、充血，血管周围间隙增宽，淋巴细胞、单核细胞围绕血管周围形成"袖套状"浸润。脑实质可见筛网状软化灶和胶质细胞结节（图 13-8）。

（2）高倍镜：①脑实质血管变化和炎症反应：血管高度扩张、充血，血管周围间隙增宽，脑组织水肿，淋巴细胞、单核细胞围绕血管周围形成"袖套状"浸润。②神经元变性、坏死：神经元变性、肿胀，尼氏小体消失，胞质内空泡形成，核偏位，可见神经细胞"卫星现象"、"噬神经细胞现象"。③软化灶形成：灶性神经组织变性、坏死、液化形成镂空筛网状软化灶，呈圆形，界清，散在分布。④胶质细胞增生：小胶质细胞增生明显，形成小胶质细胞结节，多位于小血管旁或坏死的神经元附近（图 13-9）。

（3）诊断要点：①血管周围"袖套"现象；②神经元变性、坏死，形成软化灶；③胶质结节。

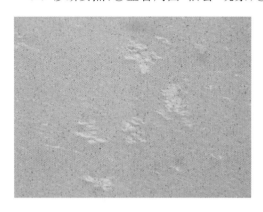

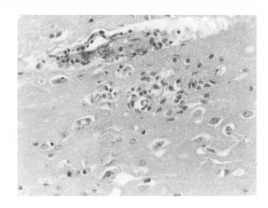

图 13-8　流行性乙型脑炎（低倍镜）　　　　　图 13-9　流行性乙型脑炎（高倍镜）

3. 脑膜瘤

（1）低倍镜：瘤细胞呈大小不等的旋涡状、同心圆状排列，其中央的血管壁常有透明变性，以致钙化形成砂粒体（图 13-10）。

（2）高倍镜：瘤细胞可为长梭形，呈致密交织束状结构，其间可见网状纤维或胶原纤维。脑膜瘤中存在饱满的粉红色细胞（图 13-11）。

（3）诊断要点：瘤细胞可呈旋涡状、同心圆状排列；血管壁常有透明变性；有砂粒体形成。

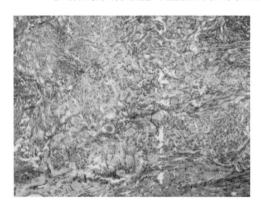

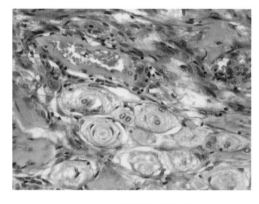

图 13-10　脑膜瘤（低倍镜）　　　　　　　图 13-11　脑膜瘤（高倍镜）

4. 神经鞘瘤束状型

（1）低倍镜：细胞紧密排列呈栅栏状或不完全的旋涡状，周围见粉红色的 Verocay 小体（图 13-12）。

（2）高倍镜：细胞梭形、细长，境界不清，核呈梭形或卵圆形（图 13-13）。

（3）诊断要点：栅栏状排列的瘤细胞周围包绕粉红色的 Verocay 小体。

5. 神经纤维瘤

（1）低倍镜：肿瘤由增生的 Schwann 细胞、神经束膜样细胞和成纤维细胞构成，交织状排列，成小束状分散于波纹状神经纤维之间，伴大量网状纤维、胶原纤维及疏松的黏液样基质（图 13-14）。

（2）高倍镜：瘤细胞均为梭形，呈平行束状或交织状排列，核呈波浪状；瘤细胞间可见原神经细胞轴突（图 13-15）。

（3）诊断要点：瘤细胞呈平行束状或交织状排列，瘤细胞均为梭形。

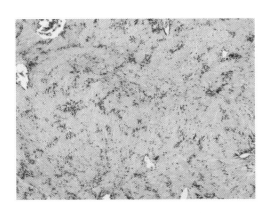

图 13-12　神经鞘瘤(低倍镜)

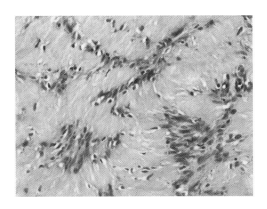

图 13-13　神经鞘瘤(高倍镜)

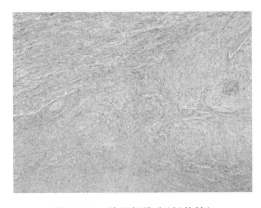

图 13-14　神经纤维瘤(低倍镜)

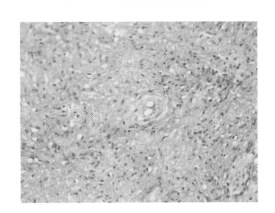

图 13-15　神经纤维瘤(高倍镜)

三、临床病理讨论

病例 13-1

病例 13-1

【病史摘要】

患者,男,4 岁。主诉:乏力、低热、嗜睡 1 周,头痛、高热 2 日。

现病史:家长述患儿近几日不爱活动,嗜睡、进食差、乏力,2 天前体温突然升高,在家退热治疗症状有缓解。患儿晨起头痛,呕吐 2 次,呕吐物为胃内容物,抽搐 2 次,遂入院就诊。

体格检查:体温 40 ℃,脉搏 128 次/分、呼吸 40 次/分、血压 70/40 mmHg,面色苍白无光泽,神志不清,时有惊厥,两侧瞳孔不等大,光反射迟钝,呼吸深浅不均,节律不齐,听诊肺部有湿啰音,颈部发硬,腱反射(十十),锥体束征(十十);急诊查外周血白细胞总数 14.8×10^9/L,临床初步诊断为"脑炎",收入 ICU 病房,立即实施重症急救,1 h 后患儿忽然一阵强烈抽搐,立即呼吸、心搏骤停,抢救无效死亡。

【尸检摘要】

肉眼可见脑组织膨隆,血管充血。镜下可见血管扩张充血,其周有大量的淋巴细胞浸润,神经细胞部分出现变形和坏死,并可见部分区域有软化灶形成。

【讨论题】

1. 患者患有何种疾病? 依据是什么?

2. 如何鉴别流行性脑脊髓膜炎和流行性乙型脑炎?

NOTE

四、思考与提高

1. 试述中枢神经系统病毒性疾病的基本病理变化。
2. 比较流行性乙型脑炎与流行性脑脊髓膜炎的病因、病理改变及临床表现。
3. 简述阿尔茨海默病与帕金森病的异同点。
4. 试述神经鞘瘤镜下的形态特点。

五、最新进展

(一) 脑膜瘤的治疗

1. 手术　早期脑膜瘤的治疗方式以手术最佳,影响手术类型的因素包括肿瘤部位、术前颅神经损伤情况(后颅凹脑膜瘤)、血管结构、侵袭静脉窦和包裹动脉情况。脑膜瘤的位置如果不在头颅的底部,那么应该尽快进行手术并且全部切除肿瘤,如患者无症状且全部肿瘤切除有产生难以接受的功能丧失的危险,应选择部分切除。蝶骨翼内侧、眶、矢状窦、脑室、脑桥小脑角、视神经鞘或斜坡的脑膜瘤可能难以完全切除,则暂缓手术,这个时候使用放疗中的射波刀治疗是比较有效的。手术能逆转大多数神经系统体征。

2. 立体定向放射外科　包括伽马刀、X线刀和粒子刀。适用于术后肿瘤残留或复发、颅底和海绵窦内肿瘤,以肿瘤最大直径≤3 cm为宜。伽马刀治疗后4年肿瘤控制率为89%。本法安全、无手术的风险,但是长期疗效还有待观察。

3. 栓塞疗法　可作为术前的辅助疗法,且只限于颈外动脉供血为主的脑膜瘤。包括物理性栓塞和化学性栓塞2种,前者阻塞肿瘤供血动脉和促使血栓形成,后者则作用于血管壁内皮细胞,诱发血栓形成,从而达到减少脑膜瘤血供的目的。

4. 放射治疗　可作为血供丰富脑膜瘤术前的辅助治疗,适用于:①肿瘤的供血动脉分支不呈放射状,而是在瘤内有许多小螺旋状或粗糙的不规则的分支形成;②肿瘤以脑实质动脉供血为主;③肿瘤局部骨质破坏而无骨质增生,术前放射剂量一般40Gy 1个疗程,在照射对头皮的影响消退后即可施行手术;④恶性脑膜瘤和非典型脑膜瘤术后的辅助治疗,可延缓复发;⑤单独治疗症状进行性恶化又不能手术治疗。

(二) 胶质瘤的中医治疗

胶质瘤是中枢神经系统最常见的一类肿瘤,其治疗困难,生存期短,死亡率高,对人类健康威胁极大。手术、放疗和化疗仍然是不同版本脑胶质瘤治疗指南所坚持的总原则,但治疗效果难以令人满意。中医药以其整体观念、辨证施治理论为指导,采用扶正祛邪、标本兼治的治疗方法,成为肿瘤防治的重要手段之一。单味药或活性成分治疗胶质瘤的作用机制研究主要集中在:苦参碱、半枝莲提取物、丹参酮ⅡA、β-榄香烯、雷公藤红素、三氧化二砷(As_2O_3)、蛇六谷提取物、黄芩苷、姜黄素等可影响胶质瘤细胞周期;姜黄素、β-榄香烯、柴胡皂苷元D等可抑制肿瘤发生相关基因的表达;中药多糖能够激活T淋巴细胞、B淋巴细胞、巨噬细胞、自然杀伤细胞等免疫细胞,调节机体免疫功能;黄芪皂苷、白花蛇舌草、半枝莲、苦参碱、鸦胆子油、双氢青蒿素、青蒿琥酯、丹参酮、β-榄香烯、姜黄素、蜈蚣、雷公藤甲素、三氧化二砷(As_2O_3)等均对细胞凋亡产生影响。

(马玮玮)

实验十四 传染病

一、目的要求

（1）掌握结核病的基本病理变化，原发性肺结核与继发性肺结核的发生、发展过程及病变特点。

（2）掌握伤寒、细菌性痢疾的基本病变及病理临床联系。

（3）掌握梅毒的基本病理变化及病理临床联系。

（4）熟悉肺外器官结核（肠结核、脑结核、肾结核等）的病变特点。

二、实验内容

（一）大体标本观察

1. 原发性肺结核（primary pulmonary tuberculosis） 左肺上叶外下方见一灰黄色干酪样坏死灶（原发病灶），此病灶中结核杆菌沿淋巴管蔓延，致结核性淋巴管炎，并引起所属肺门淋巴结结核，即左肺肺门处支气管旁 2 个灰黄色淋巴结结核病灶，以上肺原发病灶、结核性淋巴管炎和肺门淋巴结结核三者合称为肺原发综合征（primary complex of lung）（图 14-1），是原发性肺结核特征性病变。

2. 急性粟粒性肺结核（acute miliary tuberculosis of lung） 可以是急性全身粟粒性结核病的一部分，也可单独局限于肺，是结核杆菌急性血源播散所致。见两肺均匀密布、大小比较一致、灰白色、圆形、境界清楚的小结节（图 14-2）。

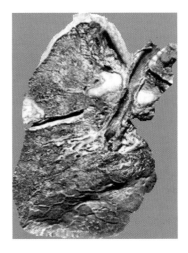

图 14-1　肺原发综合征

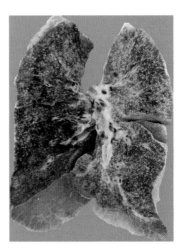

图 14-2　急性粟粒性肺结核

3. 急性粟粒性脾结核（acute miliary tuberculosis of spleen） 为急性全身粟粒性结核病的一部分。见脾组织内均匀密布、大小比较一致、灰白色或灰黄色、圆形、境界清楚的小结节，微隆起（图 14-3）。

4. 急性粟粒性肠结核（acute miliary tuberculosis of intestines） 为急性全身粟粒性结核病的一部分。见回肠浆膜面散布多数粟粒大小的灰黄色结节（图 14-4）。

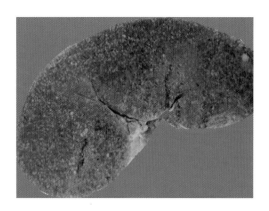

图 14-3　急性粟粒性脾结核

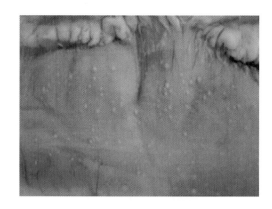

图 14-4　急性粟粒性肠结核

5. 局灶型肺结核(focal pulmonary tuberculosis)　是继发性肺结核的一种类型。见左肺上叶顶部有一境界清楚的约 1 cm 大小的土黄色病灶(箭头所指),即为局灶型肺结核(图 14-5)。

6. 浸润型肺结核(infiltrative pulmonary tuberculosis)　为继发性肺结核类型之一。见右肺上叶有一境界不清、灰白色病灶区(箭头所指),即为浸润型肺结核(图 14-6)。

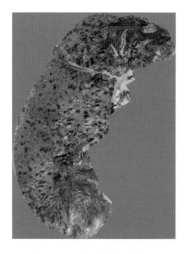

图 14-5　局灶型肺结核

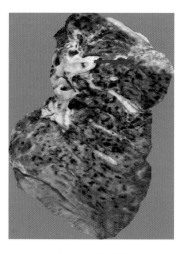

图 14-6　浸润型肺结核

7. 慢性纤维空洞型肺结核(chronic fibro-cavitative)　为继发性肺结核类型之一。左肺上叶见一厚壁空洞,壁厚约 1 cm,内壁附有干酪样坏死物;空洞周围肺组织纤维化(图 14-7)。

8. 干酪性肺炎(caseous pneumonia)　为继发性肺结核类型之一。来自浸润型肺结核的恶化进展或急、慢性空洞内结核杆菌经支气管播散所致的以变质渗出为主的病变,据病变累及范围可分为小叶性或大叶性干酪性肺炎。可见肺组织内多处呈现似小叶性肺炎的土黄色质实病灶,实为干酪样坏死病灶(图 14-8)。

9. 肺结核球(又称结核瘤,tuberculoma)　为继发性肺结核类型之一。是肺内出现的、直径 2~5 cm、有纤维包裹的、孤立的、境界清楚的、球形干酪样坏死灶。肺组织内可见一个孤立的境界清楚的病灶,即为结核球(图 14-9)。

10. 肠结核(tuberculosis of intestines)　在肠黏膜面可见边缘不整齐的环状或带状溃疡,与肠管长轴垂直,与溃疡对应的浆膜面可见串珠状排列的灰白色小结节(粟粒样结节),溃疡型肠结核环状溃疡如图 14-10 所示。

11. 结核性脑膜炎(tuberculosis meningitis)　病变以脑底部最明显,在脑桥、脚间池、视神

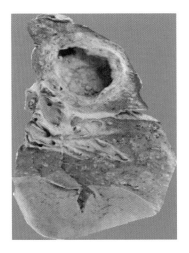

图 14-7 慢性纤维空洞型肺结核

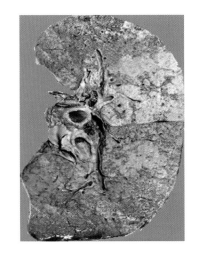

图 14-8 干酪性肺炎

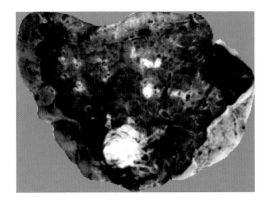

图 14-9 肺结核球

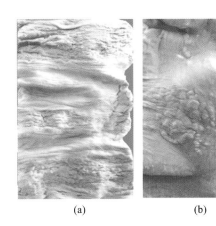

(a)　　　　　　　(b)

图 14-10 溃疡型肠结核环状溃疡

经交叉及大脑外侧裂等处蛛网膜下腔内,有较多灰黄色混浊胶冻样渗出物积聚,脑底部似有一层膜状物覆盖(图 14-11)。

12. 肾结核(tuberculosis of the kidney) 肾体积增大,切面肾组织被结核病灶破坏,病灶内坏死物已流出并形成数个空洞,空洞内尚有淡黄色干酪样坏死物残留(图 14-12)。

13. 胫骨结核(tuberculosis of bone) 胫骨上端骨组织被侵蚀破坏,形成一个含有淡黄色干酪样坏死物的空腔(图 14-13)。

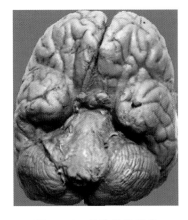

图 14-11 结核性脑膜炎

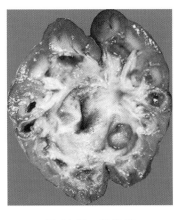

图 14-12 肾结核

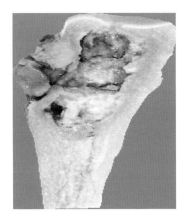

图 14-13 胫骨结核

NOTE

14. **肠伤寒(typhoid fever of intestine)** 病变主要累及回肠末端淋巴组织(集合淋巴小结和孤立淋巴小结),典型病变分四期:①髓样肿胀期:病变的淋巴组织肿胀,突出于黏膜表面,形似脑回(图 14-14(a))。②坏死期:肿胀的淋巴组织中心发生坏死,形成灰白色或黄绿色干燥的痂皮,坏死边缘部分仍呈髓样肿胀状(图 14-14(b))。③溃疡期:坏死组织脱落,局部出现圆形或椭圆形溃疡(图 14-14(c)),椭圆形者其长轴与肠管长轴平行,边缘较整齐,严重者造成穿孔(图 14-14(d))。④愈合期:溃疡底部长出肉芽组织将溃疡填平而愈合。

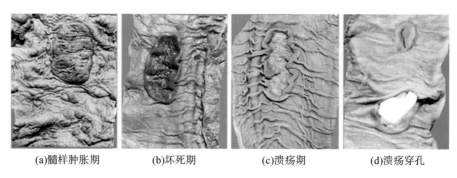

(a)髓样肿胀期 (b)坏死期 (c)溃疡期 (d)溃疡穿孔

图 14-14   肠伤寒

15. **急性细菌性痢疾(acute bacillary dysentery)** 结肠一段,黏膜表面呈现大量不规则片状分布的、灰白色/灰绿色区域(假膜)与红色区域(假膜周围黏膜因急性炎症充血呈红色)相间,部分假膜脱落出现表浅不规则溃疡(图 14-15)。

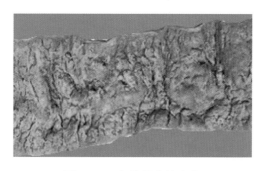

图 14-15   急性细菌性痢疾

16. **淋病(gonorrhea)** 阴茎龟头尿道口处有脓性分泌物溢出,周围皮肤红肿,另见两个小脓肿灶(图 14-16)。

17. **尖锐湿疣(condyloma acuminatum)** 阴唇、会阴、肛周散在多个、大小不一、灰白色疣状物,疣状物表面呈颗粒状或刺状突起(图 14-17)。

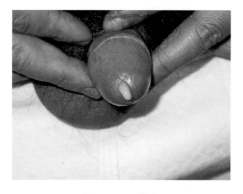

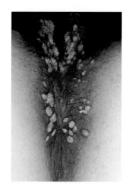

图 14-16   淋病 　　　　图 14-17   尖锐湿疣

18．梅毒（syphilis） 图 14-18（a）见大阴唇表面有一直径约 1 cm、红色、圆形病损，表面似有轻度糜烂，质硬，此为后天性梅毒第一期病变，即下疳（chancre）或称硬下疳。图 14-18（b）见皮肤出现圆形、红色斑疹，部分斑疹表面出现鳞屑，此为后天性梅毒第二期病变，即梅毒疹（syphilid）。图 14-18（c）见皮肤表面有一较大的椭圆形、境界清楚的肿块，质韧、略有弹性，此为树胶样肿，又称梅毒瘤，为后天梅毒第三期特征性病变。

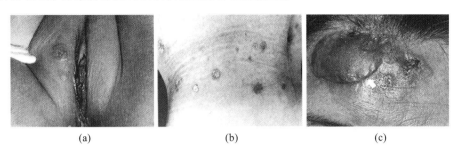

(a)   (b)   (c)

图 14-18 梅毒

（二）组织切片观察

1．粟粒性肺结核

（1）低倍镜：肺组织内见大量散在、分布的结节状病灶，结节之间的肺组织基本正常。每一个结节状病灶即为一个结核结节或两至三个结核结节的融合病灶（图 14-19）。

（2）高倍镜：典型的结核结节，中央有红染的、呈细颗粒状的干酪样坏死，周围有大量胞质丰富但境界不清的类上皮细胞及数量不等的朗汉斯巨细胞，外围由多少不等的淋巴细胞和成纤维细胞构成（图 14-20）。

（3）诊断要点：肺组织内散在分布的结核结节，结节中央为干酪样坏死物，周围有大量朗汉斯巨细胞、类上皮细胞围绕。周边为炎症细胞和成纤维细胞。

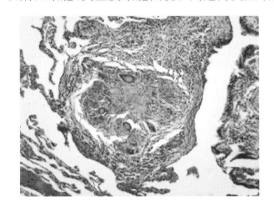 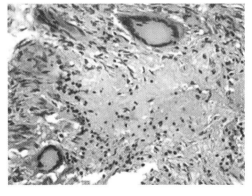

图 14-19 粟粒性肺结核（低倍镜）   图 14-20 粟粒性肺结核（高倍镜）

2．肠伤寒

（1）低倍镜：回肠黏膜下集合淋巴小结高度肿胀，淋巴小结结构消失，取而代之的是大量伤寒细胞聚集形成的伤寒小结（图 14-21）。

（2）高倍镜：伤寒细胞体积大，胞质丰富，核圆形或肾形，常偏位于一侧（来自巨噬细胞），胞质内可见被吞噬的淋巴细胞、红细胞、伤寒杆菌及细胞碎片（图 14-22）。

（3）诊断要点：大量伤寒细胞出现，并聚集形成伤寒肉芽肿（伤寒小结）。

3．急性细菌性痢疾

（1）低倍镜：结肠黏膜有表浅坏死，表面形成假膜覆盖（箭头所指），部分脱落形成糜烂（图 14-23）。

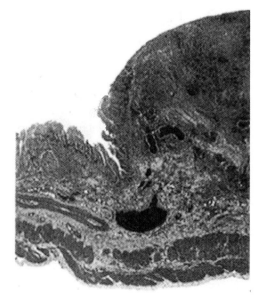

图 14-21　肠伤寒(低倍镜)

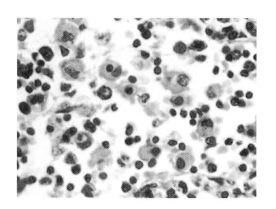

图 14-22　肠伤寒(高倍镜)

（2）高倍镜:假膜由大量纤维素、渗出的白细胞和黏膜坏死物及混入的细菌构成。假膜周围黏膜及黏膜下层组织充血、水肿明显并有炎症细胞浸润(图 14-24)。

（3）诊断要点:黏膜上皮部分脱落,形成表浅糜烂;有假膜形成;假膜周围黏膜组织充血、水肿明显并有炎症细胞浸润。

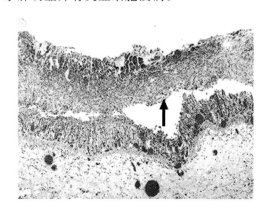

图 14-23　急性细菌性痢疾(低倍镜)

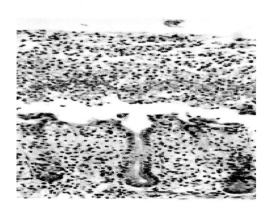

图 14-24　急性细菌性痢疾(高倍镜)

4. 尖锐湿疣

（1）低倍镜:表皮角质层轻度增生,棘细胞层增厚,呈乳头瘤样表现,表皮突增粗延长;表皮浅层见较多胞质呈空泡状细胞(凹空细胞);真皮层可见毛细血管及淋巴管扩张,炎症细胞浸润(图 14-25)。

（2）高倍镜:表皮轻度增生的角质层,几乎全部为角化不全细胞;表皮浅层见较多比正常细胞大、胞质空泡状、细胞边缘常残存带状胞质,核大居中,圆形、椭圆形或不规则形,染色深,可有双核或多核的细胞,此为凹空细胞;真皮层毛细血管、淋巴管扩张,有以淋巴细胞为主的炎症细胞浸润(图 14-26)。

（3）诊断要点:表皮呈乳头瘤样增生,棘层肥厚,角质层不全角化;表皮层出现凹空细胞;真皮层毛细血管、淋巴管扩张,炎症细胞浸润。

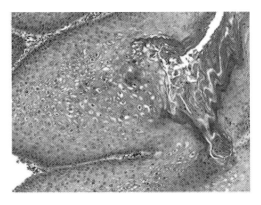

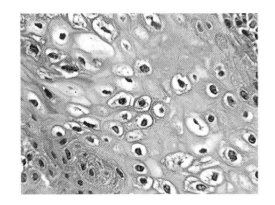

| 图 14-25　尖锐湿疣(低倍镜) | 图 14-26　尖锐湿疣(高倍镜) |

5. 梅毒

（1）低倍镜：病变组织内小动脉管壁增厚，管腔狭窄甚至闭塞，小动脉周围有大量炎症细胞浸润；组织内还可见类似结核结节病变，中央似干酪样坏死，周围有大量炎症细胞浸润（图 14-27(a)）。

（2）高倍镜：小动脉壁内皮细胞及纤维细胞增生，管壁增厚、管腔狭窄甚至闭塞，在小动脉周围有数量不等的单核细胞、淋巴细胞和浆细胞浸润，尤其以浆细胞恒定出现为特征，此为梅毒基本病变之一，即闭塞性动脉内膜炎和动脉周围炎（图 14-27(b)）；似结核结节病变显示中央为凝固性坏死，其内弹力纤维结构尚存，周围见大量淋巴细胞和浆细胞围绕，而类上皮细胞和朗汉斯巨细胞较少，此病变加之上述闭塞性动脉内膜炎和动脉周围炎，共同形成梅毒另一基本病变，即梅毒树胶样肿（图 14-28），此为梅毒特征性病变。

（3）诊断要点：病变组织出现闭塞性动脉内膜炎和动脉周围炎，浆细胞恒定参与动脉周围炎的形成；梅毒树胶样肿的出现最具诊断意义。

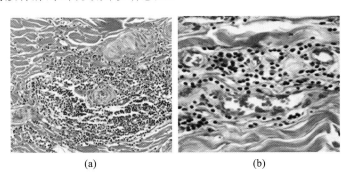

(a)　　　　　　　　　　(b)

图 14-27　闭塞性动脉内膜炎及动脉周围炎

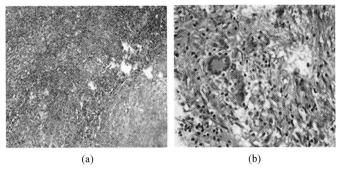

(a)　　　　　　　　　　(b)

图 14-28　梅毒树胶样肿

病例 14-1

三、临床病理讨论

病例 14-1

【病史摘要】

患者,刘某,女,35岁,农民。咳嗽、消瘦1年多,加剧近1个月伴声音嘶哑半个月入院。1年前患者出现咳嗽、多痰,数月后咳嗽加剧,并伴有大咯血(数百毫升);咯血后症状日渐加重,反复出现畏寒、低热及胸痛。3个月前痰量明显增多,精神萎靡,体质明显减弱,并出现腹痛和间歇交替性腹泻、便秘。10年前,其父因结核性脑膜炎死亡,且患病期间,患者与其父有密切接触。入院查体:体温38.5℃,呈慢性面容,消瘦苍白,贫血貌,两肺布满湿啰音,腹部有压痛,触之柔韧有"揉面团感",无块状物,X线检查可见肺部有大小不等的透亮区及结节状阴影,痰液检出抗酸杆菌。入院后积极抗结核病治疗,终因无效而死亡。

【尸检摘要】

女尸一具,身长158 cm,体重40 kg。全身苍白、消瘦。喉头黏膜及声带粗糙;胸腔、腹腔内可见大量淡黄色积液;两肺胸膜增厚,肺与胸壁广泛粘连,右上肺见一鸡蛋大小厚壁空洞,各肺叶均见散在分布、大小不一、灰黄色干酪样坏死灶,下叶病变重于上叶;回肠下段见多处带状溃疡,溃疡长轴与肠管长轴垂直。镜检:肺部及肠壁均见结核结节和不同程度干酪样坏死区。其他器官未见明显病变。

【讨论题】

1. 根据临床资料与尸检结果,请给出病理诊断及诊断依据。
2. 用病理学知识,解释相应临床症状。
3. 请说明各病变之间的相互关系。

病例 14-2

病例 14-2

【病史摘要】

女性,59岁,间断咳嗽、咳痰5年,加重伴咯血2个月。患者5年前受凉后低热、咳嗽、咳白色黏痰,给予抗生素及祛痰治疗,1个月后症状不见好转,体重逐渐下降。经拍胸片诊断为"浸润型肺结核",肌内注射链霉素1个月,口服利福平、异烟肼3个月,症状逐渐减轻,遂自行停药,此后一直咳嗽,咳少量白痰,未再复查胸片。2个月前,因劳累后咳嗽加重,少量咯血,伴低热、盗汗、胸闷、乏力,又来就诊。病后进食少,二便正常,睡眠稍差。既往史:6年前查出血糖高,间断用过降糖药,无药物过敏史。

体格检查:体温37.4℃,脉搏94次/分,呼吸22次/分,血压130/80 mmHg,体貌稍弱,未见皮疹,浅表淋巴结未触及,巩膜不黄,气管居中,两上肺呼吸音稍减低,并闻及少量湿啰音,心脏叩诊心界不大,心率94次/分,律齐,无杂音,腹部平软,肝脾未触及,下肢不肿。

实验室检查:血红蛋白110 g/L,白细胞$4.5×10^9$/L,中性粒细胞53%,淋巴细胞47%,血小板计数$210×10^9$/L,红细胞沉降率35 mm/h,空腹血糖9.6 mmol/L,尿蛋白(-),尿糖(++)。

【讨论题】

1. 请给出可能的疾病诊断并列出诊断依据。
2. 请写出主要疾病的病理变化及转归特点。

病例 14-3

【病史摘要】

患者,王某,男,24 岁,民工。8 月 5 日夜间突然头痛、畏寒、发热,体温 38 ℃,自服退热药,但体温一直未退,并逐渐上升至 39～40 ℃。明显乏力、腹胀、纳差。8 月 12 日就诊时,体温 39.5 ℃,脉率 70 次/分,血压 120/80 mmHg。查体:前胸部可见散在十余个玫瑰色皮疹,腹软,可触及肿大的脾脏。实验室检查:①血常规:白细胞 3.52×10^9/L,中性粒细胞 46.6%,嗜酸性粒细胞 0.0%,单核细胞 4.0%,淋巴细胞 50.4%,中性粒细胞绝对数 1.67×10^9/L,淋巴细胞绝对数 1.77×10^9/L,嗜酸性粒细胞绝对数 0.0×10^9/L,红细胞 3.70×10^{12}/L,血红蛋白 120 g/L,血小板 106×10^9/L。②粪尿常规正常。③肝功能:谷丙转氨酶 78 U/L,谷草转氨酶 54 U/L,葡萄糖 3.86 mmol/L,凝血酶原时间 11.2 s,凝血酶原活动度 100%。④B 超:肝右叶130 mm,左叶 33 mm,脾长 108 mm、厚 35 mm,胰腺未见占位性病变,胆囊未见特殊改变,门静脉未见扩张,肠系膜淋巴结肿大。⑤胸片:心肺未见明显异常。⑥常规心电图正常。

【讨论题】

1. 请给出疾病诊断,并列出诊断依据。
2. 简述本病病理过程及病变特征。

四、思考与提高

1. 试述结核病的基本病变及其发展与转归。
2. 简述原发性肺结核的病变及转归。
3. 简述继发性肺结核的类型及各型主要病变特点。
4. 试比较原发性肺结核与继发性肺结核的不同点。
5. 伤寒病的基本病变有哪些?简述肠伤寒的病变分期及各期病理临床联系。
6. 简述急性细菌性痢疾的发病部位及病变特点。
7. 试列举 3 种能引起肠道溃疡的传染病,并比较溃疡的不同点。
8. 简述梅毒的基本病变。后天性梅毒分几期?各期的病变特点如何?

五、最新进展

耐药性结核杆菌的出现使结核病的治疗陷入困境,导致治疗失败、死亡率上升以及进一步传播,因此,目前结核病仍是全球严重的公共卫生问题之一。下面介绍结核病治疗方面的一些新进展。

1. 潜伏性结核感染治疗关口前移 潜伏性结核感染治疗的目的是预防其进展为活动性病变。目前,6～9 个月异烟肼日服方案为最常用预防性治疗方案;而 3 个月利福喷丁(900 mg)+异烟肼(900 mg)周服方案,因服药次数少(每周服药 1 次,共 12 次),不良反应率低,治疗完成率高,最近受到极大关注;对于 MDR-TB(多耐药结核病)接触者目前不建议进行预防性服药,而需至少 2 年的密切观察和监测。

2. 关于缩短疗程治疗敏感结核病的研究 近年全球致力于研究缩短结核病疗程的优化治疗方案。全国教育科学"十二五"规划 2014 年度课题已启动了初治菌阴肺结核 4 个月超短程化疗的研究,全国教育科学"十二五"规划 2015 年度课题也已启动了初治涂阳肺结核 4 个半月超短程化疗的研究,旨在进一步缩短结核病的化疗疗程,提高患者的依从性和规律服药率,加速痰菌转阴,从而提高治愈率,缩短传染期,以减少结核病的传播和流行,降低结核病的发

NOTE

病率。

3. MDR-TB(耐多药结核病)和 XDR-TB(广泛耐药结核病)的治疗研究 联合使用 7 种及以上抗结核药物有望缩短 MDR-TB 的治疗疗程,在孟加拉国开展的一项 7 药联合短期治疗 MDR-TB 观察性研究发现,含氧氟沙星、卡那霉素、丙硫异烟胺、吡嗪酰胺、乙胺丁醇、异烟肼和氯法齐明的 9～12 个月方案(简称孟加拉方案),对于 MDR-TB 具有较好的疗效和较低的不良反应发生率。XDR-TB 的治疗更加困难,可选择的药物更少,疗程更长(30 个月),疗效更差。针对 MDR-TB 和 XDR-TB 治疗疗程长、难度大,提出必须在诊断、治疗和管理方面严格规范化。上海市于 2011 年率先建立了"全面筛查"、"统一定诊"、"定点治疗"、"强化督导"、"减免治疗"的 MDR-TB 防治管理模式,使 MDR-TB 患者的治疗成功率与国际平均水平相当。在我国,这一模式可作为样板推广。

4. 新药研发

(1) 贝达喹啉(Bedaquiline,TMC207):是近 50 年来第一个专门用于抗结核病的新药,由美国强生公司研发,已经在美国、欧洲、日本上市,我国在 2016 年底获批。它是一种二芳基喹啉类药物,通过抑制结核杆菌的三磷酸腺苷(ATP)合成酶的活性减少 ATP 合成,从而发挥杀菌作用。对敏感菌、耐药菌具有同等抗菌活性;与传统的抗结核药物之间无交叉耐药性;对非活跃增殖期的结核杆菌敏感,清除体内潜伏菌的作用可能更强;耐药突变率低。目前,贝达喹啉作为二线抗结核药物的有益补充。贝达喹啉和其他抗结核药物联合使用,可显著缩短 MDR-TB 患者痰菌阴转时间,提高痰菌阴转率,并可显著提高治愈率。

(2) 德拉马尼(Delamanid,OPC-67683):2014 年已获得欧盟委员会的上市批准。德拉马尼已申请在中国上市,被国家药品监督管理局纳入优先审批通道。德拉马尼是一种硝基咪唑嗯唑类衍生物,作用于分枝杆菌细胞壁具有独特结构的霉菌酸,阻断甲氧基霉菌酸和霉菌酸酮类的生物合成(类似异烟肼),发挥杀菌作用,但不阻断α-霉菌酸的生物合成(不同于异烟肼)。德拉马尼和一线抗结核药物联合应用不产生相互的拮抗作用,可显著缩短 MDR-TB 和 XDR-TB患者痰菌转阴时间和提高痰菌转阴率,同时也可提高 MDR-TB 和 XDR-TB 患者的治疗成功率,降低病死率。

(张朝晖)

实验十五　寄生虫病

一、目的要求

（1）掌握阿米巴病的病变特点。

（2）掌握血吸虫病的病变特点。

（3）了解阿米巴病、血吸虫病等寄生虫病的病因、发病机制及临床病理联系。

二、实验内容

（一）大体标本观察

1. 阿米巴痢疾（amoebic dysentery）　病变主要累及盲肠、升结肠，其次是乙状结肠和直肠。肠黏膜表面可见多个、散在、大小不等、形状不规则的口小底大"烧瓶"状溃疡，溃疡表面有灰黄色坏死物，周围黏膜充血，溃疡间的黏膜基本正常（图 15-1）。

2. 阿米巴肝脓肿（amoebic abscess of liver）　病灶多位于肝右叶，多见单个脓肿灶，大小不一，脓肿内容物大部分流失，残留少量棕褐色果酱样坏死物；脓肿壁为灰色坏死组织，如破棉絮状（图 15-2）。

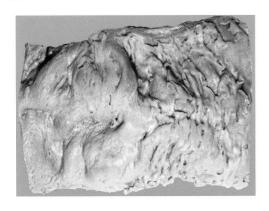

图 15-1　阿米巴痢疾

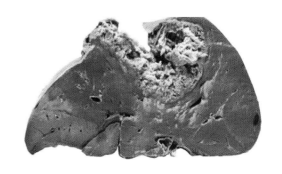

图 15-2　阿米巴肝脓肿

3. 肠血吸虫病（intestinal schistosomiasis）　肠壁增厚变硬，黏膜皱襞大部分消失，表面散在多个大小不等的表浅溃疡，部分肠黏膜增生有小息肉形成（图 15-3）。

4. 血吸虫性肝硬化（schistosomiasis cirrhosis of liver）　肝脏体积变小，质地变硬，表面凹凸不平，散在的浅沟纹将肝脏表面划成大小不等、形状不一、微隆起的分区（由肝内增生的纤维结缔组织收缩引起），严重者可形成粗大隆起结节；切面上见汇管区增宽，门静脉分支周围纤维组织增生呈树枝状分布，故又称为干线型肝硬化或管道型肝硬化（图 15-4）。

（二）组织切片观察

1. 阿米巴痢疾

（1）低倍镜：结肠黏膜缺损形成有诊断意义的烧瓶状溃疡，深达肌层，溃疡中可见红染无结构的坏死物。在与正常组织交界的坏死组织中可以找到阿米巴滋养体（图 15-5）。

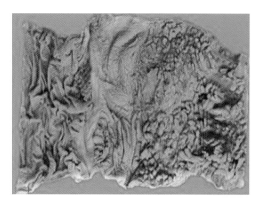

图 15-3 肠血吸虫病

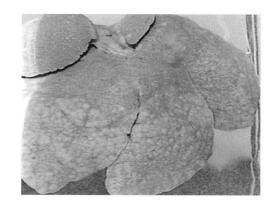

图 15-4 血吸虫性肝硬化

(2)高倍镜:滋养体呈圆形,比单核细胞稍大,直径 20～40 μm,细胞核小而圆,不太清晰;胞质略呈嗜碱性。溃疡附近黏膜层中有浆细胞、淋巴细胞及少量中性粒细胞浸润。坏死组织周围炎症反应轻微,仅有充血、出血及少量淋巴细胞和浆细胞浸润(图 15-6)。

(3)诊断要点:在正常组织与坏死组织交界处组织中找到阿米巴滋养体。

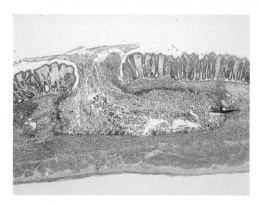

图 15-5 阿米巴痢疾(低倍镜)

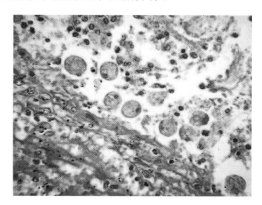

图 15-6 阿米巴痢疾(高倍镜)

2. 肝血吸虫病

(1)低倍镜:门管区及沿门静脉分支处纤维结缔组织高度增生,其中可见急性虫卵结节和慢性虫卵结节。门管区有胆管增生、慢性炎症细胞浸润,增生的纤维结缔组织沿门静脉分支呈树枝状,肝小叶未遭受严重破坏,故不形成假小叶(图 15-7)。

(2)高倍镜:虫卵呈圆形、椭圆形或不规则形,卵壳呈金黄色,有折光性,有的可见虫胚,有的已钙化。急性虫卵结节可见虫卵周围有颗粒状坏死物和大量嗜酸性粒细胞浸润(图 15-8)。慢性虫卵结节由虫卵、多核巨细胞、上皮样细胞及纤维细胞构成,最终发生纤维化及玻璃样变性。

(3)诊断要点:门管区可找到虫卵结节。

三、临床病理讨论

病例 15-1

病例 15-1

【病史摘要】

患者,男,46 岁,农民。主诉:反复腹泻 4 月余,近一周出现腹痛,而且大便次数明显增多。

查体:神志清,精神萎靡,颈软,全身浅表淋巴结未肿大,皮肤巩膜无黄染,双肺呼吸音清,未闻及明显干、湿啰音,心律齐,未闻及明显病理性杂音,腹平软,左下腹深压痛(十),全腹无反

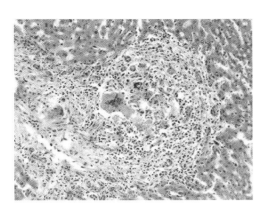
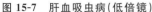

图 15-7　肝血吸虫病（低倍镜）

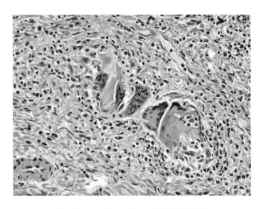

图 15-8　肝血吸虫病（高倍镜）

跳痛,肝脾肋缘下未触及,移动性浊音(－),肠鸣音约 5 次/分,双下肢无水肿。入院后进行大便常规检查、大便寄生虫检查、大便隐血试验、大便培养、全腹部 CT 以及电子肠镜等检查。

　　大便常规检查、大便寄生虫检查及大便隐血试验结果显示:大便呈果酱色,黏液(＋＋),白细胞(＋＋＋＋),红细胞(＋＋＋),阿米巴滋养体(＋),大便隐血试验(＋)。

　　全腹部 CT 检查结果显示:直肠和乙状结肠周围脂肪间隙模糊。头颅及胸部 CT 检查未见明显异常。电子肠镜检查结果显示:肠镜至降结肠,因肠壁水肿、僵硬,放弃继续进镜,退镜观察见降结肠起始段、乙状结肠及直肠肠壁充血水肿明显,结节状改变,可见少许白苔,未见肿瘤。

　　【讨论题】
　　根据临床表现、实验室检查结果做出病理诊断,并说明诊断依据。

四、思考与提高

　　1. 试从病因、病变特点及临床表现比较肠伤寒、肠结核、细菌性痢疾、阿米巴痢疾和肠血吸虫病。

　　2. 试述阿米巴痢疾的病理变化特点及临床病理联系。

　　3. 试比较血吸虫性肝硬化与结节性肝硬化的异同。

五、最新进展

　　肠阿米巴病,又称阿米巴痢疾,在中医学中可归属为"痢疾"范畴。临床往往将该病误诊为溃疡性结肠炎等其他疾病。

　　1. 中医学对肠阿米巴病的诊断

　　(1) 以主症定病:以腹痛、里急后重、大便次数增多、泻下赤白脓血便为主症者,即可诊断为痢疾。

　　(2) 辨证要点:①辨久暴以察虚实主次。②察舌脉以识寒热偏重。③以下痢赤白多少来辨伤气、伤血。本病分为 6 种证型:①疫毒痢。②湿热痢。③寒湿痢。④阴虚痢。⑤虚寒痢。⑥休息痢。

　　2. 中医学对肠阿米巴病的治疗

　　(1) 辨证口服中药。①疫毒痢。治以清热解毒、凉血除积,方用白头翁汤加减。②湿热痢。治以清热化湿、调气和血,方用芍药汤加减。③寒湿痢。治以温中燥湿、调气和血,方用胃苓汤加减。④阴虚痢。治以养阴和营、清肠化湿,方用黄连阿胶合驻车丸加减。⑤虚寒痢。治以温补脾肾、收敛固脱,方用桃花汤合真人养脏汤加减。⑥休息痢。治以温中清肠、调气化滞,方用连理汤加减。

（2）单味杀虫中药：鸦胆子、生大蒜（紫皮大蒜较好）、白头翁等，有研究显示青蒿、蛇床子对溶组织内阿米巴也有杀伤作用。

（3）中药保留灌肠：保留灌肠可直接作用于病变部位，亦可提高药物的生物利用度，减轻药物对胃肠道的刺激及肝脏的代谢负担，发挥局部和全身双重作用治疗本病。辨证口服的中药汤剂均可随证保留灌肠。

（4）艾灸等方法。

3. 西医学对肠阿米巴病的诊断

（1）流行病学史：进食不洁食物史（饮水、食物污染），媒介昆虫接触史，与肠阿米巴患者日常生活接触及不良性交（尤其男性同性恋者）。

（2）临床表现：①潜伏期。1周至数月不等，甚至可达1年以上，多数为1～2周。②临床症状和体征。典型的临床表现为腹痛、腹泻、黏液脓血便伴奇臭，亦有胃肠胀气、里急后重、厌食、恶心呕吐等。一般起病较缓，全身中毒症状较轻，容易反复发作，临床类型较多，症状轻重不一，较少特殊性，对肠道功能紊乱或痢疾样腹泻而病因尚未明确，或经磺胺、抗生素治疗无效应疑为本病。

（3）病原检查：溶组织内阿米巴虫体为圆形或卵圆形，其大小形态与组织细胞相似，含有大量的具有独特表现的空泡状胞质，核相对较小、圆形，具有明显的核膜和位于中心的核仁。①滋养体检查：大便生理盐水涂片镜检可见大量红细胞、少量白细胞、活动的滋养体，有时可见夏科-雷登结晶。②包囊检查：大便碘液涂片镜检可见溶组织内阿米巴包囊。③阿米巴人工培养：培养法比涂片法更敏感，但非一般实验室可开展，故为非常规方法。

（4）组织检查：通过乙状结肠镜或纤维结肠镜直接观察黏膜溃疡，并做组织活检和刮拭物涂片，须在溃疡边缘取材，钳取后以局部稍见出血为宜；脓腔穿刺液检查不但要注意其性状特征，为较易发现滋养体应取材于脓腔壁部。

（5）血清学检查：大约有90％的患者血清，以酶联免疫吸附实验（ELISA）、间接血凝实验（IHA）、间接荧光抗体实验（IFAT）及琼脂扩散法（AGD）可以检查到不同滴度的抗体，但抗体滴度水平并不与病情的严重程度十分密切。文献报道酶联免疫吸附实验（ELISA）阳性率12.33％，高于生理盐水涂片检查的9.71％，临床推荐使用。

（6）核酸检查：PCR（DNA扩增诊断）诊断技术是有效、敏感、特异的方法。主要提取脓血便甚至成形便、大便培养物、活检的肠组织、皮肤溃疡分泌物及脓腔穿刺液的DNA，而后以适当的引物，进行扩增反应，对反应产物进行电泳分析，可以区分溶组织内阿米巴和其他阿米巴原虫。

4. 西医学对肠阿米巴病的治疗　肠阿米巴病的治疗有2个基本目标：

（1）治愈肠内外的侵入性病变。

（2）清除肠腔中的包囊。

治疗措施主要有：

（1）一般治疗。急性期须卧床休息，必要时输液，根据病情给予流质或半流质饮食；慢性患者应加强营养，以增强体质。

（2）病原治疗。抗阿米巴药按其作用分为3类：组织内抗阿米巴药（如依米丁，杀伤侵入组织的阿米巴滋养体）；肠腔内抗阿米巴药（如双碘喹啉、二氯尼特，杀灭肠腔内的阿米巴包囊）；硝基咪唑类（如甲硝唑、替硝唑，对组织内、肠腔内阿米巴均有杀灭作用）。常规口服、静脉注射，亦有保留灌肠的报道。有并发症者，在病原治疗的基础上，对症治疗，若并发中毒性巨结肠，排除手术禁忌证可行结肠切除术。肠阿米巴病若及时治疗，预后良好，如并发肠出血、肠穿孔、弥漫性腹膜炎及有肝、肺、脑部转移性脓肿者，则预后较差。临床症状缓解后复查大便原虫，镜检应持续半年左右，以便及早发现可能的复发。

（朱晓松）

附录 A 尸体解剖

一、尸体解剖的意义

通过对死者遗体进行病理学解剖和系统的形态学分析鉴定的方法,称尸体解剖或尸体剖检,简称尸检(autopsy)。

(1) 确定诊断,查明死因。可以帮助临床医生明确患者生前的诊疗是否正确,从而不断总结经验和教训,以提高诊疗水平。

(2) 及时发现和确定新发生的传染病、地方病、流行病等,为医疗卫生行政管理部门制订防控措施提供依据。

(3) 为医学的教学和科学研究,收集系统的人体病理材料。

(4) 为法律纠纷或刑事案件的解决和侦破提供可靠的证据。

随着医学科学的飞速发展,尸体解剖的重要性日益凸显。由于受传统习俗和道德观念的影响,我国的尸检率还普遍较低,不利于我国的医学科学整体发展,亟须立法和加大宣传力度。

二、尸体解剖的注意事项

尸体解剖一般是根据临床或司法的需要,并征得死者家属或其所在单位或组织的同意后,由具有法定资质的病理学或法医学专业工作人员进行。尸体解剖一般应在患者死亡后 3～48 h内进行,否则会因死后组织自溶和尸体腐败而造成检查诊断上的困难。临床医师应提供死者完整的病史、检验、影像和死亡经过等资料,以供解剖、死因分析和书写尸检报告时参考。

(1) 尸检前主检、助手及相关辅助人员应了解病历或案情,做到心中有数。

(2) 尸检地点应选择在尸检室,若受条件所限时,应尽量选择在光线充足而又比较安静的场所,无关人员禁止参观。

(3) 尸检前应认真检查和准备好解剖器械、消毒及固定试剂等。尸检器械如图 A-1 所示。

(4) 参加检验的人员均应穿戴好隔离衣帽和医用乳胶手套。

(5) 尸检时要态度庄重、严肃认真,不得嬉戏说笑。

(6) 尸检时一定要认真细致,全面观察。

(7) 尸检时助手要做好详细记录。应包括:体表情况,各内脏器官的大小、重量、形状、颜色等,体腔内出血量,液体的性状、数量,异物的情况等尸检所见。

(8) 尸检时助手要对可疑发现,做好影像采集(掌握摄影要点,防止不适当影像失真)。

(9) 收集和采集血液、分泌物、渗出物等进行培养时,要严格执行无菌原则。

(10) 尸检结束后应对尸体进行缝合、整形,擦洗干净。

(11) 尸检完毕后要严格对尸检台(或场所)、手术器械等进行必要的消毒,尤其是对传染病或疑似传染病尸体更应彻底消毒。

(12) 将尸检所取标本置于足量固定液中,进行妥善固定和保存,尽量保持脏器原形,避免将所取标本投入小口容器。

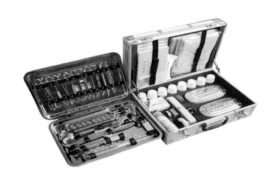

图 A-1　尸检器械

三、确认尸体现象

进行尸体解剖前,首先应确定死者是否已经属于生物学死亡,即:不仅是呼吸、心搏停止并不可恢复,还应有一定的尸体现象出现,如角膜干燥混浊、尸冷、尸斑、尸僵等。

(一)尸冷

正常机体热量的产生与散发保持着动态平衡状态,因此,人的体温能恒定地维持在 37 ℃左右。死后,体内产热停止,而体表热散发仍在继续,尸体温度逐渐下降并冷却,称为尸冷。一般在死后 6～12 h 逐渐发生,其体表暴露面 3～6 h 先行冷却。影响尸冷速度的因素主要有:

1. 周围环境温度　周围环境温度越低,尸冷就越快;反之则越慢。尸体在冰库和冰雪中,约经 1 h 即可完全冷却,时间稍长即可发生冰冻,体腔内的液体可冻成冰块,四肢、躯干变硬。如果周围环境温度高达 40～50 ℃,则尸冷很难发生。

2. 年龄和肥胖　老人和小儿较青壮年尸体容易冷却,刚分娩的婴儿,死后经 5～10 h 即可降到与周围环境相等的温度。脂肪组织有保温作用,因此,肥胖尸体尸冷较慢。

3. 死因　急死者尸冷缓慢;一氧化碳中毒死亡和机械性窒息死亡尸体尸冷缓慢;某些病死尸体,在死后一定时间内,反而可暂时上升,如高热传染病伤寒、猩红热等,主要是因为病原体使分解作用增强,产热增加,致使尸温暂时上升;其他如破伤风、脑膜炎、癫痫、士的宁中毒等患者,死前曾发生较长时间痉挛,体内产热增加,而使尸温暂时上升。相反,慢性消耗性疾病、大出血、溺水、冻死、大面积烧伤的尸体尸冷较快。

4. 其他因素　如尸体放置处的通风条件、尸体体表面积大小、尸体穿戴及覆盖情况等均对尸冷时间产生影响。

(二)尸斑

死后,血液循环停止,血液因自身的重力作用而坠积于尸体低垂部位,使小静脉、毛细血管扩张,透过皮肤呈现云雾状、小片到大片状的紫红色斑块,称为尸斑。其发生机制是死后血液集中于小静脉、毛细血管内,形成小斑纹,随后血液向组织内渗出,斑纹扩大,融合成较大的斑块(图 A-2)。

1. 尸斑的分布　尸斑出现于尸体的低垂部位。在仰卧位时,尸斑见于枕部、项部、背部、腰部及四肢背侧,有时也见于尸体的侧面甚至上面的倾斜区,如锁骨上部;在俯卧位时,尸斑见于颜面、胸腹和四肢的前侧面,两侧的睑结膜往往也呈现淤血状;悬吊尸体的尸斑分布于下肢和上肢的远端,以及裤腰带上缘的皮肤。如翻动尸体体位,则在尸体新的低下部位可出现第二次尸斑分布,而原尸斑若位于新的高在部位,则可逐渐减退,但很少能达到完全消失的程度。

2. 尸斑的颜色　尸斑的颜色取决于血液中血红蛋白的氧合状态。死后,血液中氧合血红蛋白转变为还原血红蛋白,透过皮肤呈暗紫红色,时间越长,颜色越深。冻死或放置在冷藏室、

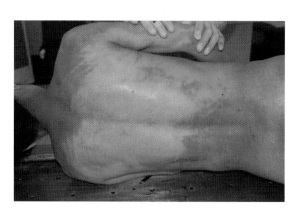

图 A-2 尸斑

冰箱的尸体的尸斑,因尸体组织氧消耗缓慢,尸斑在较长时间内保持红色;一氧化碳中毒尸体的尸斑由于碳氧血红蛋白的形成而呈樱桃红色;氰化物中毒尸斑可呈鲜红色(但不如一氧化碳中毒的亮红色);亚硝酸盐中毒时,因形成高铁血红蛋白,呈灰褐色尸斑;另外,白种人与有色人种因肤色的不同,尸斑的显现程度也不同。

3. 尸斑形成的时间　尸斑最早在死后 20～30 h 内即可出现,但多数在死后 2～4 h 开始出现,到死后 12～24 h 最明显。尸斑出现的迟早和程度与血液性状和血量密切相关,死后血液凝固性较差或不凝固者,血液易下坠,尸斑出现早且明显,如急死、窒息死、败血症死等,尸斑明显,同时,因此处毛细血管过度充盈而出现死后出血点;相反,严重贫血和急性失血死亡的尸体,由于血液量少,尸斑出现慢,甚至可以不显现;其他溺水死亡尸体皮肤毛细血管受冷水刺激发生收缩,且因尸体在水中不断浮动和翻转,故尸斑出现慢且弱。

4. 尸斑分期

(1) 坠积移动期:系尸斑早期,因血液本身的重力作用而下坠于尸体低下部位血管中,此期因血液局限于血管腔内,尚未扩散到血管外。在此期内,如用手指按压尸斑,则此处毛细血管内的血液即流向周围,尸斑可以暂时消失,但随着压力的解除,血液又回到原处,尸斑又重新出现。切开尸斑处皮肤,则血液从血管断面流出,容易用纱布擦去,但边擦边流出。

(2) 扩散固定期:系尸斑晚期,此期尸斑以固定为特点,固定的原因是由于血液扩散和毛细血管阻塞。死后,除血液外,组织液也同样向尸体低下部位沉降,特别在组织疏松部位,因死后组织液坠积,有时甚至可形成肿块状;坠积于血管周围的组织液透过血管壁进入血管内,引起溶血,然后被稀释的并为血红蛋白所染色的血浆向血管外渗出,浸润于组织间隙;此外,有时毛细血管内血液形成凝固状态,或者其周围脂肪组织因尸冷而由生前的液态变为固态,均可使毛细血管发生阻塞,故因上述原因而致尸斑固定。手指按压尸斑仅轻微退色,翻动尸体位置,原尸斑不易消退,新尸斑也不易形成。如将尸斑处皮肤切开,则血管断面渐渐流出血滴,组织间隙中淌出浅黄色液体或红色液体。死后 24 h,再压迫尸斑,尸斑不退色,更不能形成新的尸斑,切开尸斑处皮肤,则见皮肤组织呈紫色或浅紫色,也无血液从血管断面流出。

5. 影响尸斑发展的因素

(1) 外力压迫:在尸体低下部位并非都能见到尸斑,尸体的柔软部位及凸出部位如肩胛部、背部、骶尾部、臀部和足根部等,与硬面接触处被压成扁平状,皮肤颜色苍白,见不到尸斑。如果硬面不平整,其皮肤上可留下与硬面形状相一致的印痕,暗紫红色的尸斑与苍白色的印痕相映,更为明显、清晰,这种印痕并不因搬动尸体而消失。此外,在腰带结扎处、袜子紧套处、衣服折叠处甚至皮肤皱褶处等也可不出现尸斑。

(2) 血液性状与血量:尸斑出现的迟早和程度与血液性状及血量密切相关。死后血液凝固性差或不凝固者,血液就容易下坠,尸斑出现早且明显,如急死、窒息死、败血症死,其尸斑在死后 1～1.5 h 即可出现,甚至在半个小时后可见云雾状尸斑,经 8～10 h 发展到扩散固定期,尸斑处因毛细血管过度充盈而出现死后出血点。相反,严重贫血和急性失血的尸体,由于血量少,尸斑出现缓慢,甚至不出现尸斑。

6. 尸体内脏血液坠积　死后血液坠积不仅发生于体表,同样发生于内脏。

(1) 头颅的死后血液坠积:在仰卧位的尸体,其枕部头皮下可积聚血样液体,容易被误认为钝器伤所致。锯开颅骨,可发现上矢状窦和横窦的后方充满血液或血凝块,易误认为血栓。顶叶后方及枕叶软脑膜血管尤为明显,应与脑膜充血区别。

(2) 胃的死后血液坠积:胃后壁或胃大弯的低下部位黏膜常见暗红色树状分支或斑点。树状分支为黏膜下较大静脉内血液坠积的结果,而斑点则是小血管汇合处含量较多的表现,容易被误认为充血、出血。

(3) 小肠的死后血液坠积:小肠的血液坠积多分布于肠曲的下垂部,明显时疑似肠梗阻。分布有一定的规律,可与病变相区别。

(4) 肺的死后血液坠积:肺血液坠积最常见,也最易和淤血或肺炎相混淆。死后 24～36 h 剖检,常见肺前面色泽较浅,而背部、侧面肺饱满,表面与切面均呈暗红色,甚至在镜下也难于与肺淤血、肺水肿相区别。

7. 尸斑与皮下出血的鉴别　皮下出血如果系由钝器所致,往往伴有表皮剥脱、局部肿胀、按之不退、境界不清的特点,且可发生于身体的任何部位,尤其突起部位更为常见,即使是在尸体受硬面压平处也同样可见出血。必要时可切开皮肤,可见组织内有凝血,用纱布擦拭或用水冲洗不能去除;镜下可见红细胞浸润于组织间隙。相反,尸斑是血液下坠的表现,红细胞仍局限于血管内,局部无表皮剥脱,无肿胀,早期按之即退色,境界清楚,尤其是与硬面压平相邻处,并只见于尸体低垂部位;切开皮肤,见组织内无凝血,可见血液从血管淌出,经擦拭或者冲洗即可消失。

8. 死后血凝块与生前血栓的区别　死后血凝块呈红色、胶冻样,有弹性,与心血管内膜不粘连。生前血栓较干燥且脆,如果为混合血栓,呈灰白色与暗红色相间,紧紧黏附于心血管内膜。急死和窒息死者血液不凝固,呈暗红色、流动性。

(三) 尸僵

死后,肌肉先行松弛,短时间后即逐渐发生坚实、僵硬、肌肉强直、轻度收缩而将各关节固定在一定姿态,这种现象称尸僵。

1. 尸僵发生的机制　多数专家接受的理论是:尸僵是由于死后肌肉中三磷酸腺苷(ATP)的分解所致。实验研究证明,僵直时的肌肉,随着时间延长,ATP 显著减少,此时,如果添加 ATP,尸僵便消失。肌肉中有足量的 ATP 存在时才能保持其弹性,肌肉活动所需要的能量由 ATP 分解成 ADP 的过程中所释放的能量提供,而 ATP 能够通过机体内的糖原分解提供。死后,血液停止流动,新的糖原供应停止,随着死后肌肉持续处于收缩状态使 ATP 不断消耗,且得不到补充和恢复,ATP 逐渐减少,肌肉也逐渐出现僵硬。

2. 影响尸僵的因素

(1) 周围环境温度:周围环境温度较高,则尸僵发生早,消失也早;反之,则尸僵发生迟,消失也迟。

(2) 年龄和肌肉发育情况:小儿和老人因肌肉不发达,其尸僵出现较早,程度相对较弱,消失也早;婴儿死后 10～30 min 即可发生尸僵。成年强壮者肌肉发达,尸僵发生较缓慢,程度强,持续时间也较久。严重衰竭和消耗性疾病的患者,死后尸僵不明显。

(3) 死因:痉挛性药物中毒、破伤风、枪伤、触电、败血症或消耗性疾病能促进尸僵的发展,在这些情况下,尸僵发生早,消失也早。

3. 尸僵的发展过程　死后,肌肉先经松弛期,使下颌垂下;面肌松弛,失去生前表情面貌;肛门括约肌松弛,大便由肛门流出。尸僵通常自死后 1～3 h 开始出现,一般发展顺序为下行次序,即先由咬肌、颈肌开始,其次为颜面肌,以后为躯干、上肢及下肢。身体各处尸僵强度不一,以下颌关节处为最强。尸僵经过 24～48 h 或更长时间开始缓解,肌肉变软,关节稍可活动,经过 2～3 天,关节很容易转动。尸僵完全缓解多发生在死后 3～7 天。尸僵消失的顺序常与发生顺序相同。

四、组织细胞的自溶

死后,组织因失去生活机能,受细胞本身释放的酶的作用而使复杂的蛋白质和碳水化合物分子分解为简单的化合物,使组织变软,称自溶。

(一)自溶发生的机制

人体细胞中含有溶酶体,内含各种水解酶,特别是组织蛋白水解酶与水解核酸和多糖的酶系等。死后,组织细胞失去生活机能,溶酶体将各种水解酶急剧释放出来,使组织蛋白质和核酸等重要的高分子物质,以及糖蛋白、糖脂等复合物逐步分解。存在于某些组织中的其他水解酶系,如胰腺中的消化酶和酶原等,在细胞死后与溶酶体释出的酶系共同作用,或经自溶激活后发挥作用而降解大分子物质。

(二)自溶的形态变化

1. 胰腺　胰腺是最早发生自溶的脏器之一。实验表明,离体胰腺在死后第 12 h,腺泡上皮细胞核肿大、透亮,染色质凝聚成小颗粒状;到第 24 h,染色质已突破核膜,分散到细胞质中,但细胞境界尚清楚,组织的边缘部分虽残留小叶轮廓,但无腺泡结构;到第 36 h,组织中央部分细胞核完全消失,胰岛模糊不清,胰导管崩解,间质肿胀。

2. 心脏　离体心脏在死后第 12 h,肌浆肿胀、嗜酸性、凝块状、横纹不清;到第 24 h,肌细胞核有的浓缩,有的肿大而透亮;到第 36 h,组织边缘部分的肌细胞核消失;到第 48 h,连同组织中央部分的肌细胞核也完全消失。

3. 肺脏　离体肺脏开始自溶时(死后第 12 h),血管内血液有溶血现象,分解出来的血红蛋白浸染肺泡间隔,到第 48 h,肺组织已成淡红色一片,细胞结构不再能辨认。

4. 肾脏　死后不久,近曲小管上皮细胞质嗜酸性、肿胀,管腔变窄甚至消失。

5. 肝脏　肝细胞的自溶比肾小管上皮细胞自溶为晚,细胞肿大,细胞核染色质凝聚、突破核膜直至溶解消失均可见到。

6. 肾上腺　离体条件下,在死后第 36 h 以前均无明显改变,到第 48 h,其正常结构已无法辨认,呈淡红色的一片模糊图像。

(三)自溶的鉴别

由于自溶与坏死的形态变化都是组织细胞自身释放出来的酶分解作用的结果,它们有共同的变化过程,在形态上有时难以鉴别,所以,只有经过全面检查、分析,才能做出鉴别诊断,其区别可参考以下几点。

1. 固定不良的组织　其自溶由中央部分先开始,边缘组织因固定作用而保持生前状态;未固定的离体组织,其自溶由组织边缘部分先开始。生前坏死组织则没有这种分布特点。

2. 脏器、组织、细胞　其自溶速度和程度不一,通常有一定的顺序,如胰腺的自溶一般在心、肝、肾、脑等脏器之前,如果尸检时发现胰腺尚无明显自溶,而心、肝、肾、脑等组织有细胞核浓缩、碎裂或溶解时,则首先应考虑生前形成的病变。

3. 自溶组织的分布　通常自溶是弥漫性的,而坏死一般是局限性的,但有例外。

4. 炎症反应　坏死灶周围一般存在着炎症反应,而自溶灶周围缺乏炎症反应。

5. **环境因素**　参考当时的天气、死亡时间、死因等,可以找出自溶的因素,而生前病变则有临床资料可供参考。

五、尸体腐败

尸体腐败是死后体内蛋白质在细菌作用下被分解为简单有机物、无机物和大量腐败气体,致使尸体原来形态结构遭到破坏的现象。

(一)发生机制

腐败菌在机体存活时就存在于口腔、呼吸道及肠腔内,死后,腐败菌进入血管和淋巴管并大量繁殖,将体内蛋白质分解为简单有机物、无机物和产生大量腐败气体。其与致病菌不同,致病菌在宿主死后很快消失。

(二)腐败的发展和变化

机体死亡后,大肠中的细菌即产生腐败气体,使肠管高度胀气,肠壁变薄,腹部因而隆起。呼吸道中也有多种细菌产生腐败气体,该腐败气体从口、鼻、肛门排出,而使尸体在第一天即发生尸臭。腐败气体中的硫化氢与血液中的血红蛋白分解产生的铁离子结合形成硫化铁,致使皮肤表面呈污秽绿色,称尸绿。尸绿常见于下腹部,逐渐扩延全腹乃至全身,尸绿通常于死后24 h出现,伴随尸绿的发展,胃黏膜下形成大小不等的气泡。血管因腐败气体而扩张,又因血管受胸腔气体的压迫使血液流向末梢静脉,促使细菌向全身扩散,皮肤静脉极度扩张呈污秽绿褐色,称腐败静脉网。腐败气体可使腹腔内压增高,膈肌上升,压迫肺和心脏,心脏受压而挤出心血;肺部受压而使积聚在支气管和气管中并与腐败气体相混合的血性液体流到喉头,并经口、鼻溢出;腐败气体压迫胃肠,使胃内容物经食管流到口鼻,称死后呕吐;腐败气体压迫小骨盆底,直肠内的大便被压出,甚至使肛门脱出;女性子宫和阴道受压而脱垂,妊娠子宫内的胎儿被压出,称死后分娩或棺内分娩;高度腐败的尸体,其肝、脾、肾等器官内形成大小不等混有液体的气泡,称泡沫器官;气泡破裂,器官变软、崩溃,各器官先后呈污秽红色、褐绿色乃至污秽绿色,称腐败浸润。

六、尸体解剖的方法与步骤

(一)体表检查

1. **一般状态**　死者的年龄、性别、身长、体重、发育、营养状态、有无畸形、皮肤颜色、瘢痕、水肿、出血、黄疸等。

2. **死后现象**　记录死者的直肠尸温、体表尸斑、尸僵、尸体腐败程度等。

3. **体表状态**　从头到足,从前到后,从左到右都要详细检查并记录。

(1)头皮与头发:有无血肿、肿块及秃顶等。

(2)眼:两侧瞳孔是否等大,并记录其直径;结膜是否有充血、出血;巩膜是否黄染;眼睑有无水肿或血肿。

(3)鼻:有无出血、内容物排出等。

(4)耳:外耳道有无内容物流出等。

(5)口腔:有无血性液体流出,牙齿有无脱落(记录其位置),口腔黏膜是否青紫等异常情况。

(6)腮腺、甲状腺:是否有肿大、结节等。

(7)胸廓:是否平坦或隆起,左右是否对称等。

(8)腹部:是否有膨隆等异常。

(9)背部及骶部:有无压疮、溃疡、损伤等。

（10）淋巴结：颈部淋巴结、腹股沟淋巴结、腋窝淋巴结等是否肿大、有结节等。

（11）四肢与体表：有无创伤、肿块、瘢痕和畸形等。

（二）内部检查

（1）胸腹壁切开法：

① 丁字形切开法：颈部皮肤由于衣领不能盖住而显露在外，为了保持尸体外形完整起见，在胸壁皮肤上做一丁字形切口，横线略向下弯，两端止于锁骨肩胛端附近，竖线起自胸骨柄附近，沿中线绕过脐部左侧直到耻骨联合。

② 直线切开法：自下颌下正中开始起沿中线绕过脐部左侧，直到耻骨联合，将皮肤、皮下组织、肌肉等一并切开（图 A-3）。此法取颈部器官较便利。

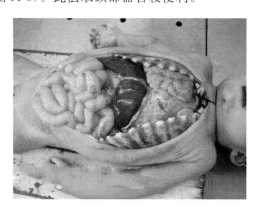

图 A-3　尸检直线切口

（2）胸壁皮肤切开后，连同胸大肌一起沿胸骨及肋骨表面，剥离至腋线，暴露出肋骨、肋软骨、肋间肌，观察胸壁软组织有无损伤及出血（形态、大小、范围），有无肋骨骨折（部位、形态），有无其他病变。疑有气胸者，将已剥离的胸壁软组织提起围成袋状后注入清水，用刀尖在水中将第一或者第二肋间刺破（勿伤及肺、保持刺破口通畅），如有气泡冒出，即证明有气胸存在。

（3）腹壁则沿切线切开，注意腹部皮下脂肪（通常约 1.5 cm 厚度）及肌肉的状态，观察腹膜有无粘连；然后，以有齿镊夹住腹膜向上提起，用小刀割破一小孔（注意有无液体等冒出），从孔中伸入左手食指和中指，略向上提，以剪刀沿两指之间剪开腹膜，至耻骨联合上方；再沿肋弓缘将连接胸腹壁的肌肉等切断，充分暴露腹腔。

① 检查腹壁有无损伤、出血及其部位、形态、大小等。

② 注意有无异味，腹腔内有无积血、积液等（记录积血、积液的量、性状、颜色，积血的凝固情况，并查找出血源）。

③ 观察各脏器间有无粘连，测量肝、脾下缘及横膈高度（正常横膈的顶点，右侧为第四肋间或肋骨，左侧为第五肋间或肋骨）。

④ 观察胃肠有无胀气，有无肠扭转、肠套叠，胰腺有无出血、坏死及其发生部位与程度。

⑤ 女性尸体应检查子宫、输卵管、卵巢等有无损伤及病变。

⑥ 检查大网膜情况，正常时呈灰白色，菲薄而透明，仅含少许成条的脂肪组织；腹腔中哪里有病变，大网膜就向哪里移动，所以，大网膜有"腹腔内警察"的称呼。

（4）打开胸腔时，先用软骨刀或解剖刀在肋骨与肋软骨交接部的内侧约 1 cm 处，从第二肋骨开始，把肋软骨一一切断；然后，切断肋间肌，提起胸骨，用刀将它与纵隔组织及膈肌分离，注意勿损伤大血管，以便检查胸腔有无积液情况；然后用小解剖刀切开胸锁关节，并切断第一肋骨，此时，即可将胸骨连肋骨一并拿掉。检查胸部器官、胸膜及胸腔有无异常。

① 应先在原位检查胸腺，注意胸腺大小，是否已为脂肪组织所代替，并取出胸腺。

② 检查肺与胸壁、横膈或心包膜有无粘连,如果有胸腔积液,注意两侧积液的含量和性状。

③ 检查心包腔,用镊子在心脏基底部夹住心包壁层并在此开一小孔,将剪刀钝头由此小孔插入,以"Y"字形或"人"字形剪开心包。第一剪沿大血管的方向向上,直到壁层心包与脏层心包的交界处;第二剪直达心尖部;第三剪沿右心室的侧缘剪向右下方。剪开心包时要注意心包腔内液体的量及特性,并检查壁层心包的内面及心外膜的情况。如果要取血液化验或培养,可在此时抽取右心血液。疑有空气栓塞者,将心包剪口提起后注满清水,用刀尖在右心房、右心室各刺一孔,如有气泡冒出,即可证实有空气栓塞。

(5)各脏器的取出及检查方法:各脏器的检查,首先应在原位进行,然后再按顺序取出。有时须根据病变的要求,将各脏器联合取出检查。

① 心脏:心脏取出前应先取心血培养,具体方法如下:用血管钳将右心耳向左拉;用烧红的带柄铜片铲烧灼右心耳右侧;用灭菌带胶皮帽吸管在烧灼部插入心房,吸心血约 2 mL 置于灭菌试管内,做细菌培养。a.切取心脏时,将心脏提起,用剪刀将各大静脉及动脉自心包根部截断。怀疑有先天性心脏病或肺栓塞时,须在原位切开右心室及肺动脉进行仔细检查,不可贸然剪断大血管影响病变观察。心脏取出后,注意心脏大小、形状、心外膜状况,然后切开,切开心脏时通常顺血流方向切开。b.右心切开:右心房剪开(由下腔静脉入口剪到右心耳尖部,打开心房,不要剪到上腔静脉,以利于检查窦房结);右心室剪开(用长刀或剪刀经三尖瓣孔剖开右心室的右缘,直到心尖);肺动脉剪开(从心尖沿心室中隔右侧剪开右心室,剪向肺动脉)。c.左心切开:左心房剪开(将四个肺静脉开口做"H"形剪开,并剪开左心耳);左心室剖开(以长刀通过二尖瓣沿心室左缘切至心尖);主动脉剖开(沿距心室中隔左侧约 1 cm 的平行线切开左心室前壁并剪开主动脉)。

心脏剖开后,清除积血,检查房室中隔、心内膜、心肌、瓣膜及房、室腔,测量各瓣口周径及心室肌厚度,检查主动脉、肺动脉及冠状动脉,并测量心脏重量。

② 颈部器官及肺的取出:a.取颈部器官时,先将颈部器官与颈部皮肤剥离直到下颌弓处;然后用刀自皮下沿下颌骨后面内侧从正中分别向左后及右后切断,将舌及口底软组织与周围之骨质分开;以左手食指伸入,扣住声门向下、向前拉,同时用右手依次将软、硬腭交界处切断,切断咽后壁,将颈部器官与后面的脊椎分开,将舌骨、咽、喉、气管及食管一起拉下;切断两侧颈动、静脉(在其分支以上切断),紧握气管、食管逐步向下拉(如肺与胸壁无粘连,则心、肺很容易被拉到横膈之上);在膈肌上方切断胸主动脉和腔静脉;食管下端要留得稍多,在膈上 3~4 cm处结扎,在结扎上方切断,这样使食管下段与胃相连,便于观察食管静脉和胃冠状静脉是否曲张,至此,颈部和胸部器官即可一并取出。遇肺与胸壁紧密粘连不易分离时,不可硬拉,以免撕破肺膜甚至肺组织,应用手指和刀柄将胸膜壁层与肌层分离,使壁层胸膜与肺保留在一起。b.颈部脏器检查:依次检查会厌、喉头、声带及甲状腺,其次为气管、食管。检查气管及支气管应自前面剪开。

两肺可以分别或一起测重量。先检查肺的表面,然后切开肺以便检查肺的切面、支气管黏膜及肺门淋巴结。切肺时先在上叶的大支气管内各插入探针两个,将长刀伸入各对探针之间,向肺的侧面将肺切开,这种方法能保证将各大支气管同时切开。另一种方法比较简单,即用长刀从肺的凸出面(后外侧面)对准肺门方向,做一纵切面,如果肺内有严重传染性疾患,如广泛结核病变等,则可先从气管内灌入 10%福尔马林,固定几天后再切开检查。如需马上诊断时,可置于福尔马林内切开。

③ 腹部器官的取出:一般顺序为脾→小肠和大肠→胃、十二指肠、胰、肝和胆管→肾上腺、肾脏→盆腔脏器(膀胱、子宫及其附件等)。

a.取出大小肠:将腹腔内的肠管推向右侧,暴露十二指肠-空肠曲,于此处双重结扎,在上

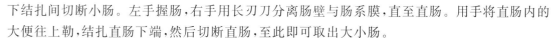

下结扎间切断小肠。左手握肠,右手用长刃刀分离肠壁与肠系膜,直至直肠。用手将直肠内的大便往上勒,结扎直肠下端,然后切断直肠,至此即可取出大小肠。

b. 肝、脾、胃、十二指肠及胰的取出:将肝、脾、胃、十二指肠及胰一并取出。先将肝的冠状韧带和三角韧带切断,与横膈分离;后再切断肝肾韧带,与肾脏分离,此时,必须注意勿使紧贴肝右叶下面的肾上腺受损。接着把位于左侧横膈下的脾脏除脾门处外游离出来,用左手把肝、脾、十二指肠及胰连同肠系膜一并推向尸体右侧,右手持刀将肠系膜与腹后壁软组织分离。至此,就可把上述脏器一起取出腹腔。

c. 生殖及泌尿系统的取出:分离两侧肾旁的脂肪结缔组织,术者左手提起肾脏,右手持刀沿输尿管渐次分离至膀胱顶部,再用手剥离耻骨后的腹膜外软组织,使其与膀胱、前列腺及尿道后部分开,继而将直肠与直肠后软组织分离,然后用长刃刀把尿道前列腺部下端切断,再将肛门与直肠交界以上约 2 cm 处切断。如为男性,可连睾丸及附睾一起取出,其法即先扩大腹股沟管的内口,一手推挤睾丸向上,另一手用力拉精索向上,切断其下端连系阴囊的睾丸引带,即可取出睾丸。如为女性,则割断子宫的固定韧带,渐次分离子宫圆韧带和阔韧带的下缘及附属器周围的疏松结缔组织,然后切断阴道和宫颈之间的联系,最后连同泌尿系统脏器及肾上腺一起取出腹腔。

④ 主动脉、髂静脉及胸导管的取出:剪开腹主动脉,检查动脉粥样硬化、动脉瘤、外伤等情况,剪取病变部位,以便组织学检查;剪开髂静脉和下腔静脉,检查有无血栓;检查胸导管,起自乳糜池,在第一、二腰椎间前面,主动脉右侧,从膈肌的主动脉裂孔穿过,行走于胸主动脉和奇静脉之间,到第七颈椎前方,再向左上而进入左锁骨下静脉。由下向上剪开胸导管前壁,检查结核病变和肿瘤栓子等。

⑤ 开颅取脑:将头发前后分开,然后横跨颅顶连接两耳上缘切开头皮,把头皮向前及向后翻转,经由前额中心、两耳上缘和枕外隆凸以环形锯开颅骨,再用丁字凿掀起颅骨,沿锯线环形切开硬脑膜,并切断大脑镰根部附着处,取下颅骨。硬脑膜揭去后,露出大脑半球,在原位检查后,用棉纱布轻轻包裹,用手托起大脑半球并向上轻引,割断基底部的脑神经,用刀绕小脑幕附着处一转,然后在延髓以下尽可能长的距离处割断脊髓,将脑全部取出,再取出垂体。

⑥ 脊椎骨检查和脊髓的取出:交通事故、高空坠落等外伤时,或者有先天性脊柱畸形、脊椎肿瘤或结核病变等疾病时必须检查脊椎骨和脊髓。可从颈椎开始,依次向下检查脊椎骨折、脊椎移位、椎间盘脱出、椎间韧带及脊椎周围软组织撕裂、出血等外伤情况和其他病变。

先让尸体呈俯卧位,在胸部置一木枕垫高。然后从枕骨粗隆开始,向两侧用单板锯或脊椎锯锯开骨质,再用骨钳钳去骨片,暴露硬脊膜,检查硬脊膜外出血等病变。脊髓上端位于第一颈椎,此处不易锯开,可自其下方将脊髓从椎管拉出,然后用剪刀剪断硬脊膜和脊神经,至此便可将脊髓全长包括马尾分离并取出。顺便取腰椎椎体一片,备骨髓检查之用。

（三）各脏器的检查方法

1. 检查心脏

（1）检查心脏外形、大小、质地:心脏正常大小与死者右拳大小相同,心脏萎缩时变小,心尖变锐,扩大时变钝;心肌变性、坏死时质地变软。心脏正常重量:男性 260 g 左右,女性 240 g 左右。

（2）检查心外膜:正常心外膜光滑,当窒息、患败血症或血液病等时可见出血点;急性炎症时心外膜有浆液、纤维素、血性或脓性物渗出;慢性心包炎时,心包脏、壁两层粘连、增厚,严重时心包腔闭塞,称缩窄性心包炎。

（3）检查心肌:检查心肌有无肥厚,测量左、右心室心肌厚度,如左心室肥厚而不伴有扩张（向心性肥大）常为动脉压增高之表现;如右心室肥厚（5 mm 以上）,左心及其瓣膜无明显改变,则常为肺源性心脏病的表现。新鲜心肌梗死时呈黄白色,周围有出血带;陈旧性心肌梗死为灰白色瘢痕组织。心肌梗死以左心室前壁及室中隔前部较多见,可自心尖至心底做冠状切面,或在近心尖处做水平切面,进行检查。乳头肌也需切开。正常心肌呈棕红色,心肌脂肪变性则呈黄色。

(4)检查心内膜:心内膜下出现血斑见于大出血、磷中毒、血液病等,临死前曾做过心脏按摩术者也可见心内膜下广泛出血,应与病理性出血相区别。注意有无附壁血栓形成,尤其在左心房较多见。检查各瓣膜周径、厚度、粘连、赘生物及腱索增粗、缩短等情况。

(5)检查冠状动脉:冠状动脉粥样硬化以左冠状动脉及其前降支上段最为明显,于检查冠状动脉口后沿两冠状动脉主干及左前降支、左旋支做多个横切面检查内膜有无增厚、管腔是否狭窄、有无血栓形成和栓子栓塞。如有狭窄,应估计狭窄的程度。

(6)检查心脏传导系统:对于心脏病和原因不明的急死者,常需检查心脏传导系统。①窦房结:位于上腔静脉和右心耳相交处,于此处取材,制作组织切片,沿纵轴做多个连续切片,即可在镜下找到窦房结组织。②房室结、房室束及浦肯野纤维:房室结位于冠状静脉窦开口和室中隔膜部之间,正好处于三尖瓣附着处上缘的右心房心内膜下;房室结发出房室束,穿过室间隔膜部,在室间隔肌性部上缘分为左支和右支,于室间隔两侧下行,在心内膜下形成网状末梢(浦肯野纤维)与心室肌相连续。取材时可先在冠状静脉窦做一垂直切面,然后将包括房室结、房室束及其左、右支在内的房间隔、室中隔取一较大组织块,循心脏前后方向,垂直地切成大小相近的组织5~6块,并按同一方向包埋,制成蜡块,连续切片,镜下寻找房室结等组织,观察其病变。

2. 检查气管及肺　从上向下依次剪开咽喉、气管、支气管直至肺门。检查有无异物及肿瘤,检查声门两侧的会厌皱褶水肿轻重(婴儿严重声门水肿可致窒息死亡)。检查黏膜有无溃疡或粗糙增厚、内容物性状等。于肺门处切断,检查支气管、肺动脉及肺静脉。观察肺的外形、大小、颜色、质地等后,检查肺的切面。肺的切面可自其外侧凸缘向肺门切去,应该一刀切断,不要来回拉锯,以致切面参差不齐;也不要用力压迫,使肺组织失去原来的形态。在严重肺结核、肺气肿,或要保存肺切面标本时,应从气管灌入福尔马林(成人1000~1500 mL),目的是使肺保持原来在胸腔内的大小,4天后进行肺的切面检查。

(1)检查肺的表面:肺的形状似圆锥形,上为肺尖,下为肺底,分肋面和纵隔面。血管、支气管和淋巴管进出处称肺门。所有这些结构由结缔组织连结在一起,并包以胸膜,合称肺根。左肺前缘形成弧形凹陷,称心切迹。正常肺质软而富有弹性,内含空气,浮水不沉;表面光滑,新生儿呈淡红色,成人因炭末沉积呈黑色网纹斑点状。当肺有外伤、出血、梗死、炎症、肿瘤等病变时,肺的形态、颜色、表面性状、质地、重量就发生不同程度的变化。检查时应详细记录病变的解剖学确切部位、大小、性状等。肺气肿时肺的体积增大,老年性肺气肿的肺于开胸后立即缩小;原发性弥漫性肺气肿是真性肺气肿,开胸后两肺各叶仍保持原来大小,表面肋骨压痕明显。肺用灌注法固定后进行大切片,可见各叶肺泡均膨大,或者只是小叶中央肺泡扩大;因呼吸道不完全阻塞所致急性肺气肿,其两肺虽均膨大,但因肺泡弹性组织破坏不明显,尸检时用力按压,肺可缩小。新生儿肺不张和成人肺萎陷时,肺体积缩小,质地较致密,切取小块肺组织置水中下沉。严重肺结核、肺纤维化,肺体积显著缩小。

(2)检查肺的切面:在检查时不可用水洗涤,应用海绵或纱布轻轻将其吸干。注意切面是否有实质性病灶、空洞、脓肿、出血、气肿、萎陷、肿瘤或支气管扩张等。在肺水肿时,用双手轻加挤压,可见泡沫性液体溢出。肺内结节性病变常见有结核、硅肺与肿瘤等。结核病变常以肺上部为重,质脆,灰白色,境界模糊,常合并空洞。硅肺结节质硬,灰白色或黑色,境界清楚,球形或条索状,单纯硅肺不并发空洞。原发性肺癌近肺门部较多,癌结节较大,数目较少,色较白,质硬实。转移性肿瘤常为多个灰白色圆形结节,大小较一致,位置多在近表面的肺实质内,界限清楚。出血性梗死位于肺表面,红色,硬实,分界明显,切面呈三角形,毛霉菌也可形成梗死状病灶,但为灰白色。同时注意肺门淋巴结大小、质地、有无坏死或结节形成。

3. 检查肝脏　从腹腔取出时,确保肝与胃、十二指肠、脾及肠系膜连在一起,这样便于检查胆道、门静脉。用肠剪剪开十二指肠的肝十二指肠韧带的对侧壁,找到十二指肠乳头,然后用手指压迫胆囊,如果胆囊管与胆总管无阻塞,即见有胆汁从乳头溢出。沿胃大弯剪开胃进行检查。用镊子夹住胆囊,再用剪刀将胆囊从肝脏分离。在肝门处剪断门静脉,循门静脉向肝内剪开左、右支门静脉,向下剪开上、下肠系膜静脉包括脾静脉,检查有无血栓形成。

在肝门部检查胆总管,然后剪开胆总管及其肝内左、右分支第一段,观察有无胆石、蛔虫等。检查肝的大小、重量、质地、颜色、光泽。接着用长阔刀从隆突面向肝门做最大切面,并与此切面平行再做多个切面。观察切面色泽、小叶结构、门静脉区大小。

肝肿大而黄者为肝脂肪变性,注意有无中毒;肝肿大而灰、纹理不清者可能为白血病,要注意脾、肾等是否同时肿大,要做细胞涂片检查;肝肿大而绿,小叶分界清楚,表面做细颗粒状者为胆汁性肝硬化;结节直径在 0.3 cm 以上者为大结节型肝硬化,在 0.3 cm 以下者为小结节型肝硬化;如小结节、大结节各占半数者为混合型肝硬化;原发性肝癌多为巨块型,少数为结节型和弥漫型;转移性癌结节中心部常坏死,以致表面凹陷,称癌脐;阿米巴性肝脓肿,常单个、较大,脓肿壁呈破絮状结构,腔内有棕褐色脓液;细菌性肝脓肿,常多个、较小,腔内有黄绿色脓液。

4. 检查胰腺　胰腺表面为少量疏松结缔组织所包裹,被膜不明显。结缔组织伸入腺内把胰分成许多小叶。无论肉眼观或镜下观均难区分急性出血性胰腺炎和死后自溶。凡疑似急性出血性胰腺炎者,在切开腹腔后首先要检查腹腔内有无"鸡脂样"带血色含油滴的渗出液,胰腺周围组织及大网膜、肠系膜等处脂肪组织有无脂肪坏死。对胰的检查,或自胰头至胰尾做 5 个纵切面,或做多个横切面均可,在切面上找出胰导管,循探针剪开,检查其大小、内容物、管壁情况。胰腺组织坏死后极易自溶,故解剖当场应从头、体、尾三处各取材一片组织固定于福尔马林中。

5. 检查脾脏　正常脾脏近扁椭圆形,重约 150 g,呈暗红色,质软而脆,受暴力打击容易破裂。脾的外面贴膈,内面称脏面,接胃底、左肾、结肠左曲和胰尾,近中央处有脾门,血管、淋巴管、神经由此出入。脾的上端较阔,接近脊柱,前缘薄,有 2~3 个切迹,称脾切迹。在脾韧带及大网膜中有时有副脾存在,其大小及数目不定。先测定脾脏重量、大小,后观察脾脏质地、包膜紧张与否,最后用刀沿脾的长轴,从其最凸起处对着脾门做一切面和其他平行切面数个。观察滤泡、小梁和红髓三种结构,用刀背轻刮脾髓,看是否容易刮下。

外伤性脾破裂,最易发生在脾肿大的基础上,脾表面及周围有血块,脾因出血表面出现皱褶。脾肿大常见于急、慢性脾炎、血液病、代谢性疾病等。急性脾炎时脾脏质软,脾髓呈浆状,极易用刀背刮下;慢性脾炎时脾包膜增厚,脾小梁增粗,切面常见含铁结节,脾脏重量可达 1~2 kg。脾梗死常见,因脾内血流受阻所致。

6. 检查胃、肠　空胃时黏膜形成许多皱襞,在胃大、小弯呈纵行皱襞。皱襞排列形式的改变,常表示该部有病变存在。胃黏膜表面有许多小窝,称胃小凹,是胃腺的开口处。有时可见胃黏膜层有许多气泡,多数是死后自溶的表现,气泡位置浅表,可移动,偶见于急性胃炎和肠胃气囊肿病,后者气泡发生于胃、肠各层,直至浆膜下。胃出血时,胃内含紫黑色凝血块,欲判断出血血管,可挤压附近血管,看有无血液从哪条血管流出,也可用液体注入附近血管中,检查液体从何处流出。胃出血常见原因为门静脉高压、慢性消化性溃疡、糜烂和胃癌。急性胃扩张可致急死,见胃急性扩大,占据腹腔大部,胃壁菲薄,外观透亮,胃黏膜皱襞消失,胃内充有液体及气体,容易并发胃破裂。

检查十二指肠有无溃疡与憩室。其余小肠和大肠,可用肠钳固定于半张开状态,一手牵拉肠,使小肠的系膜侧对准剪刀就可很快地把小肠剪开,然后沿着结肠系膜缘的对侧依次剪开盲肠、升结肠、横结肠与降结肠,剪开阑尾,把肠放入水槽中,用左手拉肠,右手食指与中指夹紧肠壁,边拉边冲洗、边检查。如在打开腹腔时见到肠壁呈蓝色,即为肠内出血之征,如血液、血块呈柏油样,则为胃、食管出血后流入腹腔的,肠本身出血可见于伤寒、肠炎、肠套叠等。小儿常见死后肠套叠,可有多处,容易拉出,并且肠壁无淤血、坏死。肠套叠可致肠坏疽,此时肠壁充血、水肿、出血、坏死及增厚,黏膜有溃疡形成。肠坏疽也可因肠系膜血管血栓栓塞等原因所致。肠壁肿瘤好发于大肠下段。

7. 检查肾 正常肾重 120～150 g,呈红褐色,其表面包有薄而光滑的纤维膜。肾分为上、下两端,内、外两缘及前、后两面。上端与肾上腺相接,内侧缘的中央凹陷称肾门,是血管、输尿管、淋巴管及神经出入之处。这些结构被结缔组织包裹成束,称为肾蒂。肾蒂内主要结构的排列次序由前到后依次为肾静脉、肾动脉及肾盂。肾门以内的空腔称肾窦,其内有肾盂、肾盏、脂肪组织、肾动脉、肾静脉及神经等。

做肾切面检查时,可用左手裹纱布,把肾蒂捏紧,然后以长刃刀自外侧缘向肾门做冠状切面,只要将肾蒂处捏紧、捏准,一般可以切到肾盂。用有齿镊子剥离被膜,正常时被膜容易剥离,当炎症粘连时不易剥离,观察肾的表面是否正常、有光泽。在切面上可见肾实质分为皮质和髓质两部分。皮质在外部,因血管丰富而色暗红,测定其厚度,观察皮、髓质交界是否清楚。髓质由 15～20 个圆锥形的肾锥体构成。肾锥体的底向外,其尖向内,形成肾乳头,每一肾乳头表面有小孔,为乳头管的开口。每个肾锥体代表胚胎时期的一叶,称肾叶。两锥体之间是皮质深入髓质的部分,称肾柱。髓质呈放射状伸入皮质的许多线纹称髓放线。有病变时,上述结构可能模糊。在肾盏、肾盂中要注意有无结石,黏膜是否充血、出血。

腰部钝器伤或挤压伤、高处坠落时,肾脏及其周围组织常有出血、破裂,应仔细观察这些病变的大小、部位、数目、有无与腹腔或肾盂相交通的情况。注意肾脏的弥漫性病变(急、慢性肾炎及原发性固缩肾等)、化脓性炎症(肾脓肿、肾盂肾炎等)、囊性病变(多囊肾、肾盂积水或积脓、结核性脓肾等)、肾实质的局限性坏死(肾梗死、双肾皮质坏死、肾乳头坏死等)以及肾的肿瘤(肾腺癌、肾胚胎性癌等)。

8. 检查输尿管、膀胱、尿道、前列腺和精囊腺 从肾盂向输尿管插入探针,然后循探针剪开输尿管直至膀胱输尿管口。输尿管有三个狭窄部位,分别位于肾盂移行于输尿管处、越过髂总动脉(或髂外动脉)处、斜穿膀胱壁处。这些狭窄处的管径仅为 1～2 mm,故输尿管结石多嵌于狭窄处而引起输尿管绞痛,甚至肾盂积水。

对于膀胱,从顶部自前壁向尿道剪开。膀胱是一个伸缩性很大的肌性囊,成人容量为 350～500 mL,在空虚时呈锥体形,锥体顶称膀胱颈,锥体底即膀胱底,顶与底之间为膀胱体。输尿管开口于膀胱底的外上角,其下角为尿道内口,这三个开口之间的膀胱壁称膀胱三角。此处为肿瘤、结核和结石好发部位。

在膀胱与直肠之间可见精囊腺,膀胱下方则为前列腺和尿道球腺,对于此三脏器可做切面,检查其有无病变。前列腺约核桃大小,左右对称,切面呈淡灰红色,平滑而坚实。前列腺围绕后尿道可分为五叶:前叶、中叶、后叶和两侧叶。前列腺癌主要发生于后叶靠近被膜处,与前列腺肥大好发部位不同。

9. 检查睾丸和附睾 切开鞘膜腔,注意其中是否有液体及其量和性状。检查睾丸大小,两侧是否对称,切开后可用镊子夹提曲细精管,当后者有病变时就不能提起。观察附睾是否正常。

10. 检查女性生殖器官 子宫形似倒置的梨,分底、体、颈三部分。子宫底为输卵管子宫口以上的圆凸部分,其两侧角即输卵管连于子宫处,称为子宫角,子宫体为中间的大部分,由上向下逐渐变窄。子宫颈为子宫体以下较细的部分。检查子宫时,可用剪刀自子宫颈部直到子宫底,再由此向左、右两侧剪开子宫角。注意子宫腔内有无异物,有无妊娠现象,以及炎症、肿瘤等情况。如在分娩中死亡,则更要检查子宫内出血、破裂、胎盘剥离情况等。

输卵管分四段,即输卵管子宫部、输卵管峡部、输卵管壶腹部和输卵管漏斗部,后者的游离缘即输卵管伞。检查时可自伞端到子宫端做多个切面,观察其管腔有无血液、渗出液,黏膜是否肥厚或有无粘连,肌层和外膜有无出血、瘢痕。

检查卵巢,可自其突面向联系的韧带方向做一纵切面,观察有无出血、囊肿、黄体及肿瘤等。

11. 检查脑及脑膜 脑膜由外向内分硬脑膜、蛛网膜与软脑膜,在枕骨大孔处分别与脊髓同名的膜相连接。硬脑膜由致密胶原纤维构成,有内、外两层,外层即颅骨的骨膜,在颅底部分与骨紧密结合,不易剥离。某些部位,内、外两层间衬有一层内皮,即构成硬脑膜窦;另有些部位,其内层折叠,插入脑的各部间隙中,即大脑镰、小脑幕和鞍膈等。

当取下颅盖后,硬脑膜已暴露,检查脑膜有无血肿及粘连情况等,然后剪开矢状窦,观察血栓和炎症情况。沿颅骨锯线剪开硬脑膜,并在筛板处割离大脑镰,把硬脑膜的颅盖部分去除,在取出脑前,应从脑底和后面观察有无脑疝,脑内有肿瘤、出血、水肿时可推压脑向后或对侧,穿过大脑镰或小脑幕引起脑疝。常见脑疝有三种,即小脑扁桃体疝、海马回沟疝和扣带回疝,应在脑固定前检查。小脑扁桃体疝系小脑受压时,其扁桃体随脑干挤入枕骨大孔内。可见小脑扁桃体变细长,其外侧可能有切迹,中脑、脑桥切面上可能有出血。当大脑受压向后时,颞叶内侧的海马回沟随脑干自小脑幕下向后、下方突出,于是在脑底脑干外的海马回侧面可见切迹,此即海马回沟疝,因动脉受压,其对侧的中脑、脑桥切面上常有出血、坏死。如一侧大脑肿大,使其扣带回(胼胝体上)从大脑镰下缘挤向对侧,则形成扣带回疝,可见扣带回上有受大脑镰压迫形成的前后方向的长沟,这种脑疝常合并对侧脑内的出血。把脑取出后就可剪开下矢状窦和侧窦,进行检查。注意硬脑膜有无血肿。

检查蛛网膜和软脑膜时,应注意蛛网膜下腔有无脓性渗出和出血,这些渗出物常常掩盖脑膜血管。在脑底应检查大脑动脉环及其相连的基底动脉和大脑前、后、中动脉。对大脑中动脉应特别注意,它是颈内动脉的最大分支,在大脑外侧裂分为数支,营养大脑半球的背外侧面和脑岛。脑膜及血管检查完毕称取脑重量。

检查大脑,应注意两侧是否对称,脑回和脑沟的宽度、深度,有无软化和脑挫伤。脑的切面通常在固定一周后再切,必要时也可当场检查。为使脑固定不受压迫变形和固定良好,可先将脑干和脑脚部切下,再切下小脑,然后用线系住基底动脉,而把线头固定于容器两侧,这样就可使脑浮于固定液中。脑的切法不一,但应避免完全分离,便于重新并合。通常可按从左到右做多个冠状切面。前额叶冠状切面可见灰质和白质;额叶冠状切面可见豆状核、尾状核、带状核、丘脑、内囊、外囊、中央前回和岛叶;顶叶冠状切面暴露海马回、尾状核尾部和丘脑后部;枕叶冠状切面可见单纯的枕叶灰质、白质和矩状区。

12. 检查小脑、脑桥、延脑 先检查小脑表面,然后在蚓部做一纵切面,最后将两侧小脑半球做多数横切面,在白质中可见齿状核。检查脑桥和延脑时,可做多数横切面检查,注意有无出血、水肿等。

(四)特殊类型尸体检查

1. 空气栓塞尸体检查 人工流产或颈部开放性创伤的每一例尸体,解剖时均应注意有无空气栓塞。冠状动脉、脑膜动脉或身体其他处动脉内,有时可见血柱间断的情况,此常为人为现象,不可误为空气栓塞。

证明血管内有无空气存在,简单可靠的方法为:在心前区皮肤做"工"字形切线,把皮肤与肌肉向两侧翻转,除去视野中的肋骨和胸骨;切开心包前壁,用两把止血钳分别夹住心包两侧切缘,在心包内盛满水,让心脏沉于水面下;用刀在水面对右心做一刺创,把刀转动数次,保证创口开放,如果心腔内有空气,即可见到有气泡冒出,否则,只有血液从刺创口流出。若要测量空气含量,可用圆柱量筒(300 mL 以上)装满水,倒压在水面下心脏上,此时用刀刺破右心即可见到气泡上冒,即可测出空气含量。

2. 死胎和新生儿尸体检查　除按常规尸体检查方法外,尚须特别注意以下事项。

(1)脐带的检查:脐带正常长约 50 cm,如过长可能缠绕胎儿身体或头部,使脐带血流受阻,可以引起胎儿窒息死亡。根据脐带的变化,可以估计出生后时间,一般在出生后 24 h,脐带残端即变蓝色,质地变软,2~3 天发生干燥和皱缩,呈黑色;脐静脉约在出生后 10 天闭锁;此外要注意脐带断端炎症情况。

(2)体表畸形:注意有无腭裂、肛门闭锁、脊柱裂、大头颅(脑积水)。

(3)开颅法:产伤可引起大脑镰和小脑幕撕裂出血,常规开颅难以检查这些病变;没有必要使用骨锯,通常用剪刀沿矢状缝两侧约 1 cm 处剪开颅顶骨,向后沿人字缝剪开,这样可避免伤及矢状窦,剪开颅骨后,将颅骨外翻,检查大脑镰和小脑幕出血情况。

(4)先天性心脏病检查:应在心、肺未分离时检查心脏。按常规剖开右心房与右心室后,注意房间隔有无缺损,三尖瓣有无异常;然后可用探针插入肺动脉,观察有无狭窄情况,如探针出现于主动脉弓部,则可能是动脉导管未闭,也可能是移位的主动脉,需进一步检查。剪开肺动脉后,如见半月瓣后动脉窦有冠状动脉开口,则证明为主动脉移位;按常规剖开左心腔,注意室间隔有无缺损,瓣膜有无异常。

(5)死胎:如在宫内死亡已有时日,胎儿往往呈浸软表现。出生后未曾呼吸的肺,质地致密,入水下沉。应同时检查胎盘,胎盘的病变可致胎儿宫内死亡。

(赵建龙)

附录 B　组织形态学基本技术

组织形态学基本技术是利用各型显微镜和不同的实验方法,研究机体组织、细胞微细结构及结构与功能之间关系的一些技术方法。了解这些基本研究技术,对学习病理学将有很大帮助,并可为以后的工作和科学研究打下良好的基础。

一、组织制片技术

(一)组织制片的意义和目的

组织制片技术是随着生命科学的发展而不断进步的。组织制片和染色的标本,显示了各种组织不同的形态结构,以及它们所含化学成分的种类和某些成分含量变化等,为组织形态学的研究提供了最直观的依据。

(二)组织制片的种类

1. 切片标本　是组织形态学研究中应用最为广泛的标本。根据制作标本时所用的支持物质不同,切片可分为石蜡包埋切片、火棉胶包埋切片和冰冻切片,尤以石蜡包埋切片最常用(通常称为常规石蜡切片)。石蜡和火棉胶包埋切片制作中,组织要经取材、固定、脱水、透明、包埋、切片、染色和封固等步骤;冰冻切片则只经过取材、固定、冰冻切片、染色和封固等步骤。

2. 铺片标本　将膜状组织结构如大网膜、肠系膜或皮下组织、神经丛等伸展后平铺于载玻片上,经固定、染色和封固等过程而制成的标本。主要用于观察各种组织结构的整体形态和微细结构。

3. 涂片标本　将机体液态的成分(包括正常组织成分、分泌物、渗出物等),如血液、骨髓、精液、阴道脱落细胞、食管脱落细胞、胸腹腔积液等直接涂抹于载玻片上,经固定、染色制成的标本。主要用于观察细胞的形态和微细结构。

4. 磨片标本　对于坚硬的组织不经脱钙及切片程序而直接用手工(或机械),在磨石上磨成薄片,经过染色或不染色,然后封固制成的标本,如骨磨片、牙磨片等。

5. 压片标本　组织经化学药物软化、染色、撕碎后,用盖玻片压平于载玻片上所制成的组织标本,以观察整体结构如运动终板、肌梭等。

6. 整体装片标本　将很小的动物或早期胚胎,经固定、染色和封固制成的标本。如鸡胚,可以观察胚体的表面及立体形态特征。

7. 分离标本　将极小组织块浸入化学药品分离液内,溶去其细胞间质,采用机械分离方法(如振荡、针拨等)使之分离成单个而又完整的细胞,然后经染色和封固制成组织标本,如肌纤维、神经元等。

8. 活体标本　指在光镜下直接观察活细胞或活组织的形态和运动的标本。如将蛙的口腔黏膜取下放在载玻片上,迅速滴加生理盐水以观察其纤毛运动。其他如精子运动亦可按此方法进行。

9. 血管注射标本　将卡红、普鲁士蓝、墨汁等染料加明胶配制成染液注入血管内,然后经取材、固定、包埋、切片和封固所制成的组织标本,如肝、肾、肺、小肠等血管注射切片标本,以观察其血管的分布特点。

NOTE

（三）组织制片的方法

组织标本的各种制片方法在具体操作上虽有所不同，但其一般程序是基本相同的，都需要经过取材、固定、染色和封固等主要步骤。如果是切片标本，则需要增加一个切片步骤。现把各种制片方法归纳为切片法和非切片法两大类。切片法是指用切片刀将已包埋或冰冻的各种组织切成薄片制成组织标本的方法；非切片法则是不用切片刀，经其他手段制成组织标本的方法。以下主要介绍石蜡切片和冰冻切片制片方法。

1. 石蜡切片　组织经石蜡包埋后制成蜡块，在切片机上将组织蜡块用切片刀切成极薄的切片的过程称为石蜡切片。

（1）取材：所取组织愈新鲜愈好，并迅速投入固定液中。组织块厚度不应超过 0.5 cm。

（2）固定：目的是迅速阻止细胞的自溶与腐败，保持细胞原本的结构和形态。常用的固定液有 Zenker 固定液、10％福尔马林、Bouin 固定液等。组织块与固定液的比例为 1∶20，固定时间为 24 h。

（3）冲洗与修整：组织块固定后，将受挤压和不需要的部分修切整形，同时将包埋面选择好。修切完毕流水冲洗 24 h，否则固定液留在组织中会妨碍染色。

（4）脱水：将组织块内水分全部除去的过程称为脱水。常用的脱水剂是一系列不同浓度的酒精。脱水时必须从低浓度脱水剂开始，逐步转入高浓度脱水剂，以防止组织过度收缩而变形，脱水时间不可过长。常用操作是将组织块经 50％→70％→80％→90％→95％→100％各级酒精进行脱水，在各级酒精中的时间分别为 1～2 h。

（5）透明：透明的目的是使组织中的酒精被透明剂替代而利于浸蜡和包埋。常用的透明剂有二甲苯、氯仿等，二甲苯透明能力强，但易使组织变硬变脆，故组织块在二甲苯中不宜久留，小块组织 30 min 为宜，大块组织不可超过 2 h。氯仿即三氯甲烷，其透明能力较二甲苯差，透明时间长达 24 h，但不易使组织变脆，组织块下沉至瓶底后即表示透明完成。

（6）浸蜡：将已透明的组织块移入熔化的石蜡内浸渍的过程，即为浸蜡。其目的是借助组织中的透明剂，使石蜡浸入组织块，获得一定的硬度和韧度，以便切成很薄的切片。把已透明的组织块依次放入蜡杯（Ⅰ）→蜡杯（Ⅱ）→蜡杯（Ⅲ），浸蜡时间视材料大小而定，一般总浸蜡时间为 2～4 h，均在恒温箱内进行。

（7）包埋：将浸蜡后的组织块包埋于石蜡中，并使之凝固成蜡块，这一过程称为包埋。把浸蜡后的组织块切面朝下放在盛有 52～58 ℃的已熔解石蜡的组织包埋框中，组织块与石蜡凝固后即成组织蜡块，可以进行切片。

（8）切片：切片厚度一般为 3～5 μm，也可切得更厚（6～8 μm）。切片可以是切单张，也可以连续切几张。切好的石蜡切片漂浮在温水中，切片受热后会自然平整地展开。待切片展平后，即可进行分片（将两张相邻的切片分开）和捞片。捞片时，将涂有蛋白甘油面的载玻片伸入水浴锅内热水中，把组织切片捞在涂有蛋白甘油面的载玻片中央，摆正切片，留出贴标签的位置。

（9）烤片：切片捞起后，在空气中稍微干燥后即送进 37～60 ℃烤箱内烘烤，小片组织 30 min 即可，大片组织需要烤上 12～24 h，否则会在染色时脱片。如准备作为组织化学染色用的切片，烤片温度不宜过高，一般在 37～40 ℃温箱中烘烤 1 h 左右，因为长时间地处于高温中，容易使酶失活或丢失。烤片完成后即可进入染色程序进行染色。

2. 冰冻切片　冰冻切片技术是通过将被检的组织材料冰冻，使之变硬以后，直接进行切片、染色的一种技术。主要应用于临床手术中对切下的组织进行快速病理诊断，证明脂肪、类脂、神经组织髓鞘的存在，以及对某些水解酶定位的组织化学方法和免疫组织化学方法等。与石蜡切片方法比较，其具有以下特点。

（1）优点：①简便，可以不需要对组织固定、脱水、透明、包埋等程序即进行切片，减少了中间环节；②快速，从组织块到切片染色，完成整个过程需要 15～30 min；③组织变化不大；④在进行冰冻切片的制作过程中不需要经有机溶剂的处理，所以能保存脂肪、类脂等成分，是证明组织中脂肪存在的首选方法；⑤能够比较完好地保存各种抗原活性及酶类，特别是对于那些对有机溶剂或热的耐受能力较差的细胞表面抗原和水解酶保存较好。

（2）缺点：①不容易做连续切片；②切取的组织块不能过大，过大不容易冻结或者组织冻结不均匀，影响切片及染色效果；③一般冰冻切片机都不容易制作较薄的切片，其切片常比石蜡切片厚 1～2 倍，通常情况下切 10～15 μm，而且冰冻切片也极易破碎，操作时要特别小心；④组织块在冻结的过程中容易产生冰晶，会影响细胞的形态结构及抗原物质的定位，并且组织结构也不如石蜡切片清晰。

（四）常用的染色方法

在自然状态下，绝大多数组织是无色不透明的，需用相应的方法制成薄片，再经过染色和透明后才能供显微镜观察。一般常用的方法有石蜡切片的苏木精-伊红染色法，细胞涂片的瑞-姬氏染色法、巴氏染色法等，现介绍如下：

1. 苏木精-伊红染色法 此法为双重染色法，是最经典、用途最广的染色方法。绝大多数的组织都可以被此方法染色，组织细胞的各种成分也都可以被染出，且染色的标本不易退色，可以长期保存。苏木精是一种碱性染料，对细胞核的染色效果较好；伊红是一种人工合成的酸性染料，对细胞质、红细胞、肌肉等染色效果较好。

（1）染色过程：一般的染液多为水溶液或酒精溶液，故染色前必须先经脱蜡、复水等步骤。

①脱蜡：将烤干的切片放入二甲苯（Ⅰ）、二甲苯（Ⅱ）各 5～10 min，以溶去切片上的石蜡。

②复水：将脱蜡后的切片经各级不同浓度的酒精（逐步下降一直到水为止），即把从二甲苯（Ⅱ）中取出的切片放入 100％、95％、90％、80％、70％等各级浓度的酒精，使组织逐步重新充满水分，在各级浓度酒精中分别停留 5～10 min，然后用蒸馏水洗去酒精即可染色。

③染色：将蒸馏水洗涤后的切片移入苏木精染液中 5～10 min→自来水洗 2 min→1％盐酸酒精分色数秒钟（需随时用显微镜检查，使细胞核着色清晰为适度，细胞质及胶原纤维几乎无色）→蒸馏水洗→流水冲洗 30～60 min→蒸馏水洗两遍→0.5％伊红染液中染 2～5 min→蒸馏水洗两遍。

④脱水：染色后的切片依次放入 70％、80％、90％、95％、100％等各级浓度的酒精内分别停留 5～10 min。

⑤透明：切片脱水后放入二甲苯（Ⅰ）、二甲苯（Ⅱ），分别停留 5～10 min。

⑥封固：用透明的树胶及盖玻片封固。将已透明的组织切片从二甲苯（Ⅱ）中取出，用纸或布擦去切片周围的二甲苯，在切片中央滴一小滴中性树胶，然后用镊子加盖盖玻片，盖片时速度要慢，以防止产生气泡。

（2）结果：HE 染色后，细胞核呈紫蓝色，细胞质及某些细胞间质呈粉红色至红色。

2. 瑞-姬氏染色法 利用细胞中各种结构的生化组成不同，对染料的亲和力不同，而显示不同的颜色，使细胞的形态和结构易于辨认。此法适用于血涂片、骨髓涂片染色，也可以作为胸腹腔积液、尿的涂片染色。穿刺细胞怀疑淋巴瘤时，也以此染色做鉴别诊断。

（1）染色步骤（以血涂片染色为例）：

①取外周血一滴，滴于载玻片上，用另一载玻片的一端与有血滴的载玻片形成 30°的角度，快速、均匀地将血滴推开，制成一张薄而均匀的血膜。

②新鲜血膜在空气中干燥约 5 min 后，用甲醇（滴加）固定 5～10 min。

③将固定好的血膜片置于大培养皿中，滴加几滴瑞特染液，1 min 后再加与染液等量的磷

酸缓冲液继续染色 2～5 min。染色过程中要加盖,以免染液内的甲醇挥发。

④水洗:洗涤时,先不要倾去血膜片上的染液,而是在水洗的过程中洗去浮在面上的染液,以减少沉淀物的附着。

⑤空气中自然干燥、镜检。必要时,可滴加香柏油封片或用中性树胶封片。

(2)结果:细胞质,染成灰蓝色、紫蓝色、多色性;细胞核,染成紫红色;核仁,染成淡蓝色或近似胞质的颜色。

3. 巴氏染色法 巴氏染色法的特点为细胞透明度好,结构清晰,涂片色彩丰富而鲜艳,能显示鳞状上皮不同角化程度,常用于阴道涂片、宫颈涂片、痰涂片染色等。此法的缺点是操作程序复杂。

(1)染色步骤:

①将检材均匀地涂在载玻片上,空气中自然干燥,滴加甲醇盖满涂膜,固定 5～15 min。

②经固定的涂片入水洗,苏木精染核,自来水蓝化(同 HE 染色)。

③70%、80%、95%酒精梯度脱水各 1 min。

④橙黄 G 染液染色 3～5 min。

⑤95%酒精漂洗 2 次,每次 1 min。

⑥EA 染液染色 5 min。

⑦95%酒精漂洗 2 次,每次 1 min。

⑧无水酒精漂洗 2 次,每次 1 min。

⑨常规二甲苯透明,中性树胶封片。

(2)结果:核呈深蓝色;鳞状上皮,底层、中层及表层角化前细胞胞质呈绿色;表层不全角化细胞胞质呈粉红色;完全角化细胞胞质呈橙黄色;红细胞呈鲜红色;黏液呈淡蓝色或粉红色。

二、光学显微镜技术

光学显微镜是研究机体微细结构、细胞内物质分布及有关细胞功能活动的光学仪器。光学显微镜有普通光学显微镜(简称光镜)、荧光显微镜、倒置显微镜、相差显微镜、暗视野显微镜、偏光显微镜、激光扫描共聚焦显微镜和近场光学显微镜等。

(一)普通光学显微镜

普通光学显微镜技术是最早用于研究生物体,也是目前应用最广泛的显微镜技术。应用普通光学显微镜观察组织切片是病理学研究的最基本方法。光镜的结构主要由三部分组成:

1. 机械部分 包括镜座、镜柱、镜臂、镜筒、物镜转换器、载物台(包括玻片标本推进器)、调节器(包括粗调节器和细调节器)等。

2. 照明部分 包括反光镜、集光器。

3. 光学部分 包括目镜、物镜、聚光器和反光镜。目镜有 4 倍、8 倍、10 倍及 16 倍几种,物镜一般有 4 倍、10 倍、20 倍、40 倍和 100 倍等几种。光镜的总放大倍数为物镜和目镜放大倍数的乘积,最大分辨率为 0.1 μm。

因为细胞内的各种成分对可见光的吸收程度差别很小,生物样品一般不能直接在光镜下观察。所以生物样品必须经过固定、包埋,然后切成很薄的切片(4～10 μm)并进行染色,使细胞内的各种成分对可见光的吸收程度差别明显,然后才能在镜下观察。

(二)荧光显微镜

用来观察标本中的自发荧光物质或以荧光素染色或标记的细胞和结构。荧光显微镜是以高压汞灯产生的短波紫外线为光源,并配有用作激发、阻断、吸热和吸收紫外线等的滤片系统,标本中的荧光物质在紫外线激发下产生各种颜色的荧光,借以研究该荧光物质在细胞和组织内的分布。

（三）倒置显微镜

把光源和聚光器安装在载物台的上方,物镜放置在载物台的下方,由光源发出的光线经反光镜反射,进入聚光器,再垂直落射到标本的上方,被检物经载物台下方的物镜成像,再经棱镜分光,进行显微摄影。其最大的优点是载物台上可以放置培养皿或培养瓶,可以安装有机玻璃保温罩和自动恒温调节器,直接观察体外培养的细胞,还可以对活细胞进行各种实验的连续观察和拍摄视频。倒置显微镜可与显微操作器组合应用,在从事细胞生理学、细胞药理学、胚胎学以及遗传工程学等研究中,进行细胞内注射、吸引细胞内液、细胞切割及细胞核移植等操作。

（四）相差显微镜

用于观察组织培养中活细胞的形态结构。活细胞无色透明,一般光镜下不易分辨细胞轮廓及其结构。相差显微镜的特点是将活细胞不同厚度及细胞内各种结构对光产生的不同折射作用,转换为光密度差异(明暗差),使镜下结构反差明显,影像清晰。组织培养研究常用的是倒置相差显微镜,它实际上是倒置显微镜和相差显微镜这两种显微镜结合的产物,即它的光源和聚光镜装在载物台的上方,相差物镜在载物台的下方。利用这种装置可清楚地观察到贴附在培养瓶底壁上的活细胞。

（五）暗视野显微镜

主要用于观察反差或分辨力不足的微小颗粒。此种显微镜主要是有一个暗视野集光器,使光线不直接进入物镜,故呈暗视野,而标本内的小颗粒产生的衍射光或散射光进入物镜。暗视野中的颗粒呈明亮小点,如同在暗室中可见一束光线中的微尘颗粒一般。普通光镜的最大分辨率为 $0.1\ \mu m$,暗视野显微镜则可辨 $0.004\sim0.2\ \mu m$ 的颗粒,适用于观察细胞内线粒体的运动及标本中细菌等微粒的运动等。

（六）近场光学显微镜

它由激光器和光纤探针构成的"局域光源"、带有超微动装置的"样品台"及由显微物镜构成的"光学放大系统"三部分组成。它的成像采用了与传统光学显微镜"全体"一次成像完全不同的逐点网格状扫描成像的方法。目前,近场光学显微镜已应用在生物学研究所涉及的许多领域,如人类亚相染色体,空气中干燥的红细胞,DNA 的排序,单层膜分子取向,细胞学中关于细胞生长时的细胞运动、细胞移动和细胞突出物形成过程中细胞骨架的作用等。

（七）激光扫描共聚焦显微镜

激光扫描共聚焦显微镜简称 LSCM,是 20 世纪 80 年代初研制成功的一种高光敏度、高分辨率的新型生物学仪器。LSCM 应用现代科学的先进技术,把激光、显微镜和计算机结合在一起,利用激光扫描进行"光学切片",利用显微镜进行微观检测,利用计算机对资料高速储存和分析。

三、电子显微镜技术

电子显微镜(简称电镜)是观察细胞和细胞间质超微结构的电子仪器。电镜可分为透射电镜(通常所指的电镜)和扫描电镜。

（一）透射电镜技术

透射电镜是以电子束为光源,经过磁场达到聚焦和放大,将物镜上的影像投射到荧光屏上。其标本制作须经过固定(固定液为戊二醛、锇酸等)、环氧树脂包埋、超薄切片(厚度为 $50\sim80\ nm$)、醋酸铀和柠檬酸铅等重金属盐染色,形成黑白反差,然后在电镜荧光屏上显微观察和摄片。被重金属盐染成深黑色的结构图像,其电子密度高;而经重金属盐染色后,色浅的结构图像则电子密度低。

（二）扫描电镜技术

扫描电镜是用来观察细胞、组织或器官的表面立体形状的。组织块经固定、干燥后，在其表面先后喷镀一层碳膜和合金膜，即可在扫描电镜下观察和摄片。其特点：视场大、景深长，图像富有立体感。另外，不需包埋切片而样品制备也较简单。

四、组织化学与免疫组织化学技术

（一）组织化学技术

组织化学技术（简称组化技术），就是利用化学试剂与组织或细胞内的某些物质如蛋白质、酶、糖原和核酸等发生化学或物理反应，并在反应的原位产生有色物质，然后用显微镜观察。可以对所显示的有色物质进行定位、定性、定量分析研究，将结构与功能密切联系起来。如过碘酸雪夫反应（简称 PAS 反应）就是组织切片中的多糖经过碘酸氧化形成多醛，再与无色亚硫酸品红复合物（即雪夫试剂）结合，形成紫红色反应产物。

（二）免疫组织化学技术

免疫组织化学技术（简称免疫组化技术）是根据抗原与抗体特异性结合的原理，对组织内含有的多肽、蛋白质及其他具有抗原性的物质进行定位、定性、定量分析研究。标本制备时先向动物体内注入抗原，然后从其血清中提取抗体，用荧光素、酶、铁蛋白或胶体金等标记；再以这种标记抗体与组织中相应抗原特异性进行结合，即可在显微镜下观察。如果免疫组化标本仅是在光镜下观察，此技术称之为光镜免疫组化技术；若免疫组化标本是免疫组化技术与电镜技术相结合制成，供电镜观察用，则称之为电镜免疫组化技术。

用标记抗体检测抗原的方法有两种，即直接法和间接法。直接法用荧光素或酶等标记抗体与样品中的抗原直接结合，这种方法操作简便，但敏感度不及间接法。间接法是将分离的抗体（第一抗体，简称一抗）再作为抗原免疫另一种动物，制备该抗体的抗体（第二抗体，简称二抗），再以标记物标记二抗，先后以一抗和标记二抗处理样品，最终形成抗原-一抗-标记二抗复合物。间接法中的一个抗原分子可通过一抗与多个标记二抗相结合，因此它的敏感度较高。

五、活体组织和细胞的研究技术

（一）细胞培养技术

细胞培养技术是随着病毒学及器官移植技术的发展而建立起来的一种技术。在合适的无菌条件下，从活体内取出的多数细胞可在人工配制的、接近生理条件的培养液中继续存活，并维持一定的结构和功能，有些细胞甚至能分化、增殖。一般将从活体中取出的细胞或细胞株在体外进行培养称细胞培养，细胞在培养中不再分化为组织。将组织、器官原基或器官在体外维持存活或生长则称为组织培养或器官培养。

（二）细胞融合技术

细胞融合又称体细胞杂交或细胞合并。在自然条件下，体内或体外培养的细胞间有时会发生细胞融合，称为自然融合。受精过程就是完美的细胞融合过程。在炎症区，常见有巨噬细胞融合成的多核巨细胞，这也是自然情况下的细胞融合。在体外用人工方法使两个或两个以上的体细胞合并在一起，不经过有性过程而得到杂交细胞，称为人工诱导细胞融合。

（三）细胞分离技术

细胞分离技术指的是将组织材料分散制成细胞悬液后，从中获得目的细胞的过程。根据所欲分离的对象和目的的不同，可以采用不同的细胞分离方法。现在常规用来分离细胞的方

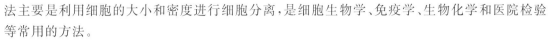
法主要是利用细胞的大小和密度进行细胞分离,是细胞生物学、免疫学、生物化学和医院检验等常用的方法。

根据细胞的大小和密度常可分离具有不同生物特征的各种细胞亚群,其原理乃是处于悬液中的细胞沉降率与细胞的体积成比例,也与细胞密度和分离介质密度之间的差异成比例。根据沉降速度不同,可以按细胞体积(大小)进行分离。细胞在单位引力下,通过低密度介质或在低离心力作用下,通过密度梯度沉降。由于细胞的大小不同,其沉降速度不同,细胞越大,沉降速度越快。根据细胞密度分离是等密度分离,即细胞在连续密度梯度分离介质中,在强离心力作用下,细胞最后到达与其自身密度相同的分离介质层面并能保持平衡。在非连续密度梯度中,分离的细胞主要集中在介于与其自身密度相近的两种密度介质的交界面上,从而达到分离。

（四）细胞电泳技术

细胞表面均带有电荷,在电场中可向一定的方向泳动,且细胞在电场中泳动的速度与其所带电荷的密度有关。在生理 pH 值条件下,绝大多数细胞带负电荷,在电场中将向正极泳动,但不同细胞所带负电荷密度不同,故在电场中泳动速度不同。细胞电泳技术正是利用这一原理分离不同类型的细胞。

（五）活体和活细胞染色法

1. 活体染色法　将无毒或毒性较小的染料注入动物体内,使组织或细胞选择性地摄取。其目的是显示活细胞内的某些结构,而不影响细胞的生命活动和产生任何物理、化学变化以致引起细胞的死亡。因此,活体染色技术可用于研究生活状态以及生理和病理状态下的细胞形态结构。体内活体染色是将染料经皮下静脉或其他途径注入体内,以着染组织细胞。常用的染料有五类:①颗粒染料悬液,如印度墨汁和灯烟;②胶体悬液,如明胶;③胶体金属液,如加强蛋白银;④苯胺盐胶体,如台盼蓝、詹纳斯绿和煌焦油蓝等;⑤中性红为最佳体内活体染料。

2. 活细胞染色法　对分离的活细胞或体外培养的细胞直接进行染色,称为活细胞染色或超活体染色。中性红和詹纳斯绿可单独或联合应用于活细胞研究。

（赵建龙）

附录 C　病理学实验报告

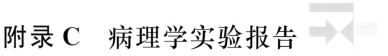

◇ 实验报告时间_____年_____月_____日◇

实　验（　）_____

一、目的要求

二、实验内容

三、绘图、病理诊断及描述

1. 切片号：NO.（　　　　　）

放大倍数：

描述

病理诊断_____

2. 切片号:NO.（   ）

放大倍数：
描述

病理诊断_____

四、临床病理讨论

病理诊断_____

◇ 报告批阅时间_____年_____月_____日   批阅教师_____◇

实　验（　）_____

一、目的要求

二、实验内容

三、绘图、病理诊断及描述

1. 切片号：NO.（　　　　　）

放大倍数：

描述

病理诊断_____

2. 切片号:NO.(　　　　)

放大倍数:

描述

病理诊断＿＿＿＿＿＿＿＿＿＿＿＿

四、临床病理讨论

病理诊断＿＿＿＿＿＿＿＿＿＿＿＿

◇ 报告批阅时间＿＿＿＿年＿＿＿＿月＿＿＿＿日　批阅教师＿＿＿＿＿＿◇

◇ 实验报告时间________年________月________日◇

实　验(　)____________________

一、目的要求

二、实验内容

三、绘图、病理诊断及描述

1. 切片号:NO.(　　　)

放大倍数:

描述

病理诊断____________________

◇ 报告批阅时间________年________月________日　批阅教师____________◇

2. 切片号:NO.(   )

放大倍数:
描述

病理诊断_____

四、临床病理讨论

病理诊断_____

◇ 报告批阅时间_____年_____月_____日   批阅教师_____◇

◇ 实验报告时间________年________月________日◇

实　验(　　)____________________

一、目的要求

二、实验内容

三、绘图、病理诊断及描述

1. 切片号:NO.(　　　　)

放大倍数:

描述

病理诊断________________________

◇ 报告批阅时间________年________月________日　批阅教师____________◇

2. 切片号:NO.(   )

放大倍数:
描述

病理诊断_____
四、临床病理讨论

病理诊断_____

实　验(　)_____

一、目的要求

二、实验内容

三、绘图、病理诊断及描述

1. 切片号：NO.(　　　　)

放大倍数：

描述

病理诊断_____

2. 切片号:NO.(　　　　)

放大倍数:
描述

病理诊断_____

四、临床病理讨论

病理诊断_____

实 验( )_____

一、目的要求

二、实验内容

三、绘图、病理诊断及描述

1. 切片号：NO.(　　　　　)

放大倍数：

描述

病理诊断_____

2. 切片号:NO.(　　　)

放大倍数:
描述

病理诊断_____
四、临床病理讨论

病理诊断_____

◇ 报告批阅时间_____年_____月_____日　批阅教师_____◇

实　验(　)_____

一、目的要求

二、实验内容

三、绘图、病理诊断及描述

1. 切片号：NO.(　　　　)

放大倍数：

描述

病理诊断_____

2. 切片号:NO.(　　　　)

放大倍数:

描述

病理诊断______________________

四、临床病理讨论

病理诊断______________________

◇ 报告批阅时间________年________月________日　批阅教师____________◇

◇ 实验报告时间_____年_____月_____日◇

实 验( )_____

一、目的要求

二、实验内容

三、绘图、病理诊断及描述

1. 切片号:NO.(   )

放大倍数:

描述

病理诊断_____

2. 切片号:NO.(   )

放大倍数:

描述

病理诊断_____

四、临床病理讨论

病理诊断_____

实　验（　）_____

一、目的要求

二、实验内容

三、绘图、病理诊断及描述

1. 切片号：NO.（　　　　　）

放大倍数：

描述

病理诊断_____

2．切片号：NO.（　　　）

放大倍数：

描述

病理诊断_____

四、临床病理讨论

病理诊断_____

实　验(　)_____

一、目的要求

二、实验内容

三、绘图、病理诊断及描述

1. 切片号：NO.(　　　　)

放大倍数：

描述

病理诊断_____

2. 切片号:NO.(　　　　)

放大倍数:
描述

病理诊断＿＿＿＿＿＿＿＿＿＿＿＿
四、临床病理讨论

病理诊断＿＿＿＿＿＿＿＿＿＿＿＿

实　验(　)_____

一、目的要求

二、实验内容

三、绘图、病理诊断及描述

1. 切片号：NO.(　　　　)

放大倍数：

描述

病理诊断_____

2. 切片号：NO.（　　　　）

放大倍数：
描述

病理诊断＿＿＿＿＿＿＿＿＿＿＿＿＿＿
四、临床病理讨论

病理诊断＿＿＿＿＿＿＿＿＿＿＿＿＿＿

◇ 实验报告时间________年________月________日◇

实　验(　)________________

一、目的要求

二、实验内容

三、绘图、病理诊断及描述

1. 切片号:NO.(　　　)

放大倍数:

描述

病理诊断________________

◇ 报告批阅时间________年________月________日　批阅教师____________◇

2. 切片号:NO.(　　　　)

放大倍数:

描述

病理诊断______________________

四、临床病理讨论

病理诊断______________________

◇ 报告批阅时间________年________月________日　批阅教师___________◇

◇ 实验报告时间________年________月________日◇

实　验(　　)________________

一、目的要求

二、实验内容

三、绘图、病理诊断及描述

1. 切片号:NO.(　　　　)

放大倍数:

描述

病理诊断________________

◇ 报告批阅时间________年________月________日　批阅教师__________◇

2. 切片号：NO.（　　　　）

放大倍数：
描述

病理诊断_____
四、临床病理讨论

病理诊断_____

◇ 报告批阅时间_____年_____月_____日　批阅教师_____ ◇

实　验（　）＿＿＿＿＿＿＿＿

一、目的要求

二、实验内容

三、绘图、病理诊断及描述

1. 切片号：NO.（　　　　）

放大倍数：

描述

病理诊断＿＿＿＿＿＿＿＿＿＿＿＿

2. 切片号：NO.（　　　）

放大倍数：

描述

病理诊断____________________

四、临床病理讨论

病理诊断____________________

◇ 报告批阅时间________年________月________日　批阅教师__________◇

◇ 实验报告时间＿＿＿＿＿年＿＿＿＿＿月＿＿＿＿＿日◇

实　验（　）＿＿＿＿＿＿＿＿

一、目的要求

二、实验内容

三、绘图、病理诊断及描述

1. 切片号：NO.（　　　　）

放大倍数：

描述

病理诊断＿＿＿＿＿＿＿＿＿＿＿

2. 切片号：NO.（　　　　）

放大倍数：

描述

病理诊断_____

四、临床病理讨论

病理诊断_____

◇ 报告批阅时间_____年_____月_____日　批阅教师_____◇

NOTE

实　验（　）＿＿＿＿＿＿＿＿＿

一、目的要求

二、实验内容

三、绘图、病理诊断及描述

1. 切片号：NO.（　　　　）

放大倍数：

描述

病理诊断＿＿＿＿＿＿＿＿＿＿＿＿

2. 切片号：NO.（　　　　）

放大倍数：
描述

病理诊断_____
四、临床病理讨论

病理诊断_____

主要参考文献

[1] 刘俐敏,刘振虹.病理学实验[M].武汉:华中科技出版社,2012.

[2] 李玉林.病理学[M].8版.北京:人民卫生出版社,2013.

[3] 王恩华.病理学[M].3版.北京:高等教育出版社,2015.

[4] 陈杰,周桥主编.病理学[M].3版.北京:人民卫生出版社,2015.

[5] 赵建龙,黄鹂.组织形态学实验教程[M].北京:中国协和医科大学出版社,2015.

[6] 杨自君,陈凤梅,苟蓉,等.以肺栓塞为首发表现的年轻肾病综合征1例[J].实用医学杂志,2014;30(8):1344.

[7] 宋太平,罗林山.肠阿米巴病诊治现状[J].中国肛肠病杂志,2016,36(4):69-71.

[8] Kuman,Abbas,Aster.Robbins Basic Pathology(英文影印版)[M].9版. Amsterdam:ELSEVIER,2016.